中医经典名著临证精解丛书

「兰室秘藏」

临证精解

吴宇峰 主编

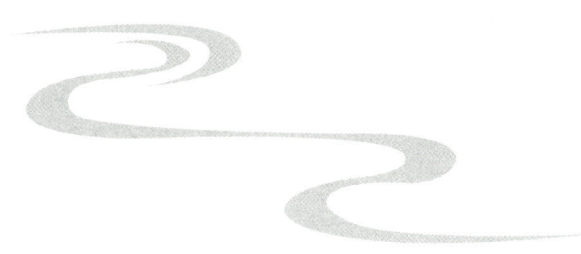

中国健康传媒集团

中国医药科技出版社

内 容 提 要

《兰室秘藏》为李东垣代表作之一，全书分 21 门，包括内、外、妇、儿、眼、耳、鼻等临床各科。卷上共 6 门，卷下共 9 门。每门之下，先列总论，内容以证候为主，详论证候的病源和治疗原则，然后根据治疗原则载列各种处方。书中很多处方系东垣创制，药味较多，配伍精当。然部分内容奇辞奥旨，艰深晦涩，影响今人阅读学习，故本书对其加以注释精解、医案分析，以飨读者。

图书在版编目（CIP）数据

《兰室秘藏》临证精解 / 吴宇峰主编 . -- 北京：
中国医药科技出版社，2025. 4. --（中医经典名著临证
精解丛书）. -- ISBN 978-7-5214-5173-3

Ⅰ. R249.464

中国国家版本馆 CIP 数据核字第 20253KH721 号

美术编辑　陈君杞
版式设计　也　在

出版　**中国健康传媒集团** | 中国医药科技出版社
地址　北京市海淀区文慧园北路甲 22 号
邮编　100082
电话　发行：010-62227427　邮购：010-62236938
网址　www.cmstp.com
规格　710 × 1000 mm $\frac{1}{16}$
印张　12 $\frac{1}{2}$
字数　236 千字
版次　2025 年 4 月第 1 版
印次　2025 年 4 月第 1 次印刷
印刷　河北环京美印刷有限公司
经销　全国各地新华书店
书号　ISBN 978-7-5214-5173-3
定价　**39.00 元**

获取新书信息、投稿、为图书纠错，请扫码联系我们。

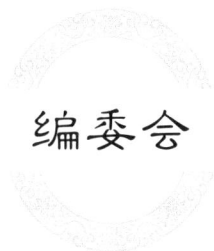

编委会

前　言

　　李杲，字明之，晚号东垣老人，世称李东垣，宋金时真定（今河北正定）人。生于1180年，卒于1251年，金元四大家之一，易水学派的代表人物。青年时因母亲患病去世而发奋学医，业师于张元素，生平多有著述，以《脾胃论》《内外伤辨惑论》《兰室秘藏》等为其代表作。

　　《兰室秘藏》全书共三卷计21门。各门均设总论对疾病证候及病因病机、治则治法予以详述，再将相关处方载之于后，内容丰富，逻辑清晰，处处体现李东垣重视脾胃的学术思想，详细阐明升发元气、升阳散火以及甘温除热等具有代表性的脾胃病治法，具有很高的研究价值。

　　本书所整理《兰室秘藏》包含五个部分，先以原文陈列，对其重点之处予以注释，提要文段中心思想后，对其内涵展开精解，有临床验案者附之于后，全面展现了本书的理论和临床价值。其特点有三，一是对文献内容进行详略适中的注释与精解，有助于读者充分理解古籍内容。二是收集相关医案，并撰按语附于文段之后，实现"以案说理"，有助于读者体会临床治疗思路。三是撰写书稿内容时系统汇集了文献，突出了当前理论研究的新成果，有助于读者了解学界的研究进展，对古籍知识的传承创新发展有重要的意义。

　　本书可为中医学临床、教学和科研工作者提供助力，以达到启迪临床思维，扩充教学内容，夯实研究基础的目的。

　　由于时间所限，书中不当之处在所难免，望广大读者批评指正。

编　者

2024 年 8 月

目 录

卷上 ·· 1

饮食劳倦门 ·· 1

　饮食所伤论 ················· 1　　　黄芪汤 ················· 9

　劳倦所伤论 ················· 2　　　黄芪当归汤 ············· 10

　　调中益气汤 ·············· 3　　　参术汤 ················ 10

　　宽中喜食无厌丸 ·········· 6　　　益智和中丸 ············ 11

　　交泰丸 ················· 6　　　益胃散 ················ 11

　　木香人参生姜枳术丸 ······ 7　　脾胃虚损论 ·············· 12

　　木香干姜枳术丸 ·········· 7　　　三黄枳术丸 ············ 14

　　扶脾丸 ················· 7　　　巴豆三棱丸 ············ 15

　　和中丸 ················· 7　　　白术丸 ················ 15

　　槟榔丸 ················· 8　　　草豆蔻丸 ·············· 15

　　消积滞集香丸 ············ 9

中满腹胀门 ·· 16

　中满腹胀论 ··············· 16　　　广茂溃坚丸 ············ 20

　诸腹胀大皆属于热论 ········ 17　　　半夏厚朴汤 ············ 21

　　中满分消丸 ············· 18　　　破滞气汤 ·············· 21

　　中满分消汤 ············· 19　　　草豆蔻汤 ·············· 21

心腹痞门 ·· 22

　　消痞丸 ················· 22　　　黄连消痞丸 ············ 23

　　失笑丸 ················· 22　　　消痞汤 ················ 23

　　葶苈丸 ………………… 24

胃脘痛门 ……………………………………………… 25

　　草豆蔻丸 …………… 25 　　橘皮枳术丸 ………… 31

　　神圣复气汤 ………… 26 　　除湿益气丸 ………… 31

　　麻黄豆蔻丸 ………… 27 　　除湿散 ……………… 31

　　酒客病论 …………… 27 　　升麻黄连丸 ………… 32

　　葛花解酲汤 ………… 28 　　上二黄丸 …………… 32

　　枳术丸 ……………… 29 　　瓜蒂散 ……………… 32

　　半夏枳术丸 ………… 31

消渴门 ……………………………………………………… 33

　　消渴论 ……………… 34 　　辛润缓肌汤 ………… 36

　　和血益气汤 ………… 35 　　甘草石膏汤 ………… 36

　　当归润燥汤 ………… 35 　　甘露膏 ……………… 37

　　生津甘露汤 ………… 36 　　生津甘露饮子 ……… 37

眼耳鼻门 ………………………………………………… 38

　　诸脉者皆属于目论 … 38 　　神效黄芪汤 ………… 47

　　内障眼论 …………… 39 　　圆明内障升麻汤 …… 48

　　芎辛汤 ……………… 39 　　黄芩黄连汤 ………… 48

　　碧天丸 ……………… 40 　　蔓荆子汤 …………… 48

　　广大重明汤 ………… 41 　　归葵汤 ……………… 49

　　百点膏 ……………… 42 　　救苦汤 ……………… 49

　　选奇汤 ……………… 42 　　熟干地黄丸 ………… 51

　　神效明目汤 ………… 43 　　益阴肾气丸 ………… 51

　　羌活退翳膏 ………… 44 　　羌活退翳丸 ………… 51

　　明目细辛汤 ………… 44 　　当归龙胆汤 ………… 52

　　复明散 ……………… 45 　　补阳汤 ……………… 52

　　助阳和血汤 ………… 46 　　泻阴火丸 …………… 53

　　吹云膏 ……………… 46 　　升阳柴胡汤 ………… 54

　　防风饮子 …………… 46 　　温卫汤 ……………… 54

　　拨云汤 ……………… 47 　　圆明膏 ……………… 55

搐药麻黄散 ……………… 55 | 羌活退翳汤 ……………… 58
疗本滋肾丸 ……………… 55 | 还睛紫金丹 ……………… 58
加味滋肾丸 ……………… 55 | 丽泽通气汤 ……………… 59
退翳膏 …………………… 57 | 温肺汤 …………………… 60
龙胆饮子 ………………… 57 | 御寒汤 …………………… 60
柴胡聪耳汤 ……………… 57

卷中 …………………………………………………………………… 63

头痛门 …………………………………………………………………… 63

头痛论 …………………… 63 | 清上泻火汤 ……………… 69
清空膏 …………………… 64 | 补气汤 …………………… 69
彻清膏 …………………… 67 | 细辛散 …………………… 70
川芎散 …………………… 67 | 羌活汤 …………………… 70
白芷散 …………………… 67 | 养神汤 …………………… 71
碧云散 …………………… 68 | 安神汤 …………………… 71
羌活清空膏 ……………… 68 | 半夏白术天麻汤 ………… 71

口齿咽喉门 …………………………………………………………… 73

口齿论 …………………… 73 | 独圣散 …………………… 76
羌活散 …………………… 73 | 当归龙胆散 ……………… 76
草豆蔻散 ………………… 74 | 牢牙地黄散 ……………… 76
麻黄散 …………………… 74 | 细辛散 …………………… 77
热牙散 …………………… 74 | 立效散 …………………… 77
治虫散 …………………… 75 | 牢牙散 …………………… 77
益智木律散 ……………… 75 | 清胃散 …………………… 78
蝎梢散 …………………… 75 | 神功丸 …………………… 79
白牙散 …………………… 75 | 桔梗汤 …………………… 79
刷牙药 …………………… 76 | 神验法 …………………… 80

呕吐门 …………………………………………………………………… 80

丁香茱萸汤 ……………… 80 | 补肝汤 …………………… 81
白术汤 …………………… 81 | 吴茱萸丸 ………………… 81

目录

3

衄血吐血门 ……………………… 82

　　麦门冬饮子 ………… 82　　　　麻黄桂枝汤 ………… 85

　　人参饮子 …………… 82　　　　黄芪芍药汤 ………… 85

　　三黄补血汤 ………… 84　　　　止衄血法 …………… 85

　　救脉汤 ……………… 84

腰痛门 …………………………… 86

　　川芎肉桂汤 ………… 86　　　　麻黄复煎散 ………… 90

　　独活汤 ……………… 89　　　　缓筋汤 ……………… 90

　　破血散疼汤 ………… 89　　　　拈痛汤 ……………… 91

　　地龙散 ……………… 89　　　　苍术复煎散 ………… 92

　　苍术汤 ……………… 90　　　　羌活苍术汤 ………… 92

妇人门 …………………………… 93

　　经闭不行有三论 …… 93　　　　调经补真汤 ……… 107

　　经漏不止有三论 …… 94　　　　坐药龙盐膏 ……… 107

　　　升阳除湿汤 ……… 94　　　　胜阴丹 …………… 108

　　　凉血地黄汤 ……… 96　　　　回阳丹 …………… 108

　　　酒煮当归丸 ……… 96　　　　柴胡丁香汤 ……… 108

　　　固真丸 …………… 97　　　　延胡苦楝汤 ……… 108

　　　乌药汤 …………… 98　　　　桂附汤 …………… 109

　　　助阳汤 …………… 98　　　　人参补气汤 ……… 109

　　　水府丹 …………… 99　　　　黄芪白术汤 ……… 109

　　　丁香胶艾汤 ……… 99　　　　白术茯苓汤 ……… 110

　　　黄芪当归人参汤 … 100　　　增味四物汤 ……… 110

　　　当归芍药汤 ……… 100　　　补经固真汤 ……… 111

　　　柴胡调经汤 ……… 102　　　温卫补血汤 ……… 111

　　　升阳益胃汤 ……… 103　　　立效散 …………… 112

　　　升阳举经汤 ……… 104　　　四圣散 …………… 112

　　半产误用寒凉之药论 … 106　　温经除湿汤 ……… 113

　　　全生活血汤 ……… 106　　　补气升阳和中汤 … 114

　　　当归附子汤 ……… 107　　　麻黄桂枝升麻汤 … 115

卷下 ··· 116

大便结燥门 ······································· 116

　大便结燥论 ·············· 116　　　麻黄白术汤 ·············· 119

　　通幽汤 ·············· 117　　　活血润燥丸 ·············· 120

　　润燥汤 ·············· 118　　　润肠汤 ·············· 121

　　润肠丸 ·············· 118

小便淋闭门 ······································· 122

　小便淋闭论 ·············· 122　　　导气除燥汤 ·············· 124

　　通关丸 ·············· 123　　　肾疸汤 ·············· 124

　　清肺饮子 ·············· 124

痔漏门 ·· 125

　痔漏论 ·············· 125　　　秦艽羌活汤 ·············· 128

　　秦艽白术丸 ·············· 126　　　当归郁李仁汤 ·············· 128

　　秦艽苍术汤 ·············· 126　　　红花桃仁汤 ·············· 128

　　七圣丸 ·············· 127　　　秦艽当归汤 ·············· 128

　　秦艽防风汤 ·············· 127

阴痿阴汗门 ······································· 129

　阴痿阴汗及臊臭论 ·············· 129　　　椒粉散 ·············· 133

　　龙胆泻肝汤 ·············· 129　　　补肝汤 ·············· 133

　　清震汤 ·············· 131　　　温肾汤 ·············· 134

　　固真汤 ·············· 132　　　延胡丁香丸 ·············· 134

　　清魂汤 ·············· 133

泻痢门 ·· 135

　　诃子皮散 ·············· 135　　　槐花散 ·············· 137

　　升麻补胃汤 ·············· 135　　　茯苓汤 ·············· 137

　　升阳去热和血汤 ·············· 136　　　黄芪补胃汤 ·············· 138

　　益智和中汤 ·············· 136　　　升阳除湿汤 ·············· 138

　　芍药柏皮丸 ·············· 136　　　人参益胃汤 ·············· 139

　　和中益胃汤 ·············· 137　　　升麻补胃汤 ·············· 139

疮疡门 ……………………………………………………… 139

散肿溃坚汤 ……… 140 　升麻托里汤 ……… 146
升阳调经汤 ……… 141 　内托黄芪汤 ……… 147
连翘散坚汤 ……… 142 　柴胡通经汤 ……… 147
龙泉散 ……………… 143 　白芷升麻汤 ……… 147
救苦化坚汤 ……… 143 　保生救苦散 ……… 148
柴胡连翘汤 ……… 145 　一上散 …………… 148
黍黏子汤 ………… 145 　圣愈汤 …………… 148
净液汤 …………… 145 　独圣散 …………… 150
消肿汤 …………… 146 　黄芪肉桂柴胡酒煎汤 …… 150
内托羌活汤 ……… 146

杂病门 ……………………………………………………… 151

安神丸 …………… 151 　补益肾肝丸 ……… 155
朱砂安神丸 ……… 151 　太阳经嚏药 ……… 156
补气汤 …………… 152 　麻黄茱萸汤 ……… 156
当归补血汤 ……… 152 　黄芪汤 …………… 156
柴胡升麻汤 ……… 154 　除湿补气汤 ……… 157
火郁汤 …………… 154 　参归汤 …………… 157
小黄丸 …………… 155 　升阳汤 …………… 157
黄芩利膈丸 ……… 155

自汗门 ……………………………………………………… 157

自汗论 …………… 158 　补中汤 …………… 165
调卫汤 …………… 158 　麻黄苍术汤 ……… 165
清燥汤 …………… 159 　上清汤 …………… 166
当归六黄汤 ……… 160 　术桂汤 …………… 167
红豆散 …………… 162 　正气汤 …………… 167
活血通经汤 ……… 162 　趁痛丸 …………… 167
泻荣汤 …………… 163 　退热汤 …………… 168
人参益气汤 ……… 164 　解表升麻汤 ……… 168
导气汤 …………… 164 　天麻黄芪汤 ……… 168

健步丸 …………………… 169　　洗面药 …………………… 170

白术除湿汤 ………………… 169　　莹肌如玉散 ………………… 170

加味四君子汤 ……………… 169　　面油摩风膏 ………………… 171

泻血汤 …………………… 170

小儿门 ……………………………………………………………… 171

　治惊论 …………………… 171　　中满分消丸 ………………… 175

　黄芪汤 …………………… 172　　消痞丸 …………………… 175

　益黄散 …………………… 172　癍疹论 …………………… 175

　升阳益血汤 ……………… 173　　消毒救苦散 ………………… 176

　厚肠丸 …………………… 173　辨小儿癍证 ………………… 177

　补阳汤 …………………… 173　　桔梗汤 …………………… 177

　大羌黄汤 ………………… 174　　黍黏子汤 ………………… 178

　塌气退黄汤 ……………… 174　　麻黄柴胡升麻汤 ………… 179

方名索引 ……………………………………………………………180

卷上

饮食劳倦门

【提要】本部分分述饮食所伤、劳倦所伤、脾胃虚损相关理论，后列举相关方剂，"饮食所伤论"剖析《黄帝内经》条文"饮食自倍，脾胃乃伤"，从饮与食的角度介绍了大饮、饱食后出现的症状及分治方法，强调了饮食、用药贵在适度，不宜过量。"劳倦所伤论"主要阐述内伤发热的机制及相应的治疗调养方法。"脾胃虚损论"详细论述了脾胃病在临床论治中的要点及误区，强调脾胃对于人体健康的重要性，在临床治疗中不可妄用峻利攻逐之品。

饮食所伤论

【原文】《阴阳应象论》云：水谷之寒热，感则害人六腑。《痹论》云：阴气者，静则神藏，躁则消亡，饮食自倍，肠胃乃伤。此乃混言之也。分之为二：饮也，食也。饮者，水也，无形之气也。因而大饮则气逆，形寒饮冷则伤肺，病则为喘咳，为肿满，为水泻。轻则当发汗，利小便，使上下分消其湿。解醒汤[1]、五苓散、生姜、半夏、枳实、白术之类是也。如重而蓄积为满者，芫花、大戟、甘遂、牵牛之属利下之，此其治也。食者，物也，有形之血也，如《生气通天论》云：因而饱食，筋脉横解，肠

1

澼[2]为痔。又云：食伤太阴、厥阴，寸口大于人迎两倍、三倍者，或呕吐，或痞[3]满，或下利肠澼，当分寒热轻重而治之。轻则内消，重则除下。如伤寒物者，半夏、神曲、干姜、三棱、广术[4]、巴豆之类主之；如伤热物者，枳实、白术、青皮、陈皮、麦蘖[5]、黄连、大黄之类主之。亦有宜吐者，《阴阳应象论》云：在上者因而越之。瓜蒂散之属主之。然而不可过剂，过剂则反伤肠胃。盖先因饮食自伤，又加之以药过，故肠胃复伤而气不能化，食愈难消矣，渐至羸困。故《五常政大论》云：大毒治病，十去其六，小毒治病，十去其七，凡毒治病，不可过之。此圣人之深戒也。

【注释】

[1] 解酲（chéng 成）汤：又称解酒汤。

[2] 澼（pì 僻）：肠间水。

[3] 痞：指胸腹间气机阻塞不舒的一种自觉症状。

[4] 广术：即莪术。

[5] 麦蘖（niè 聂）：即麦芽。

【精解】本篇从病家、医者两个角度出发，强调病家不可过饮过食，医者不可过剂，以免损伤人体正气。尤其值得借鉴的是书中提到的治湿法，其内容与《黄帝内经》中涉及的"开鬼门，洁净府"一脉相承，即采用汗法配合通利小便，使水湿之邪上下分消，具有一定的临床参考价值。食伤是由于脾胃虚弱不能正常消化有形之物所致，临床治疗应根据食伤的程度采取不同治法，李东垣在此提出吐法、内消、下法三种治法。

劳倦所伤论

【原文】《调经篇》云：阴虚生内热奈何？岐伯曰：有所劳倦，形气衰少，谷气不盛，上焦不行，下脘不通，而胃气热，热气熏胸中，故内热。《举痛论》云：劳则气耗。劳则喘且汗出，内外皆越，故气耗矣。夫喜怒不节，起居不时，有所劳伤，皆损其气。气衰则火旺，火旺则乘其脾土，脾主四肢，故困热，无气以动，懒于语言，动作喘乏，表热自汗，心烦不安。当病之时，宜安心静坐，以养其气，以甘寒泻其热火，以酸味收其散气，以甘温补其中气。《经》言：劳者温之，损者温之者，是也。《金匮要略》云：平人脉大为劳，脉极虚亦为劳矣。夫劳之为病，其脉浮大，手足烦热，春夏剧，秋冬瘥[1]，脉大者，热邪也。极热者，气损也。春夏剧者，时助邪也。

秋冬瘥者，时胜邪也。以黄芪建中汤治之，此亦温之之意也。夫上古圣人，饮食有节，起居有常，不妄作劳，形与神俱，百岁乃去，此谓治未病也。今时之人，去圣人久远则不然，饮食失节，起居失宜，妄作劳役，形气俱伤，故病而后药之，是治其已病也。推其百病之源，皆因饮食劳倦而胃气、元气散解，不能滋荣百脉，灌溉脏腑，卫护周身之所致也。故苍天之气贵清静，阳气恶烦劳。噫！饮食喜怒之间，寒暑起居之际，可不慎欤！

【注释】

[1] 瘥：病除，病愈。

【精解】李东垣在此提出了内伤发热的治疗和日常养护的方法。由于饮食、生活起居、劳倦等因素耗气，气衰则火旺，因此在治疗上，以甘寒泻火，以酸味收其散气，以甘温补中，培补中焦之气可助脾胃运化水谷充养元气，同时以酸味收敛，以甘寒泻其阴火而达到补气固本，祛除体内热邪的目的。在日常保健中，李东垣宗《素问·上古天真论》，强调调养贵在凝神静心，饮食有节，起居有常，不妄作劳。

调中益气汤

治因饥饱劳役，损伤脾胃，元气不足，其脉弦洪缓而沉，按之中之下，得时一涩[1]。其证四肢满闷，肢节疼痛，难以屈伸。身体沉重，烦心不安，忽肥忽瘦，四肢懒倦，口失滋味，腹难舒伸，大小便清利而数，或上饮下便，或大便涩滞，或夏月飧泄[2]，米谷不化，或便后见血，或便见白脓，胸满短气，咽膈不通，痰唾稠黏，口中沃沫，食入反出，耳鸣耳聋，目中流火，视物昏花，胬肉红丝[3]，热壅头目，不得安卧，不思饮食，并皆治之。

橘皮如腹中气不转运，加木香一分，如无此证不加　黄柏酒洗，以上各二分　升麻此一味为上气不足，胃气与脾气下流，乃补上气，从阴引阳　柴胡以上各三分　人参有嗽者去之　炙甘草　苍术以上各五分　黄芪一钱

如时显热躁，是下元阴火蒸蒸然发也，加生地黄二分，黄柏三分。如大便虚坐不得，或大便了而不了，腹中常常逼迫，皆是血虚血涩，加当归身三分，无此证则去之。如身体沉重，虽小便数多，亦加茯苓二分，黄柏三分，泽泻五分，苍术一钱，时暂从权[4]而去湿也，不可常用。兼足太阴已病，其脉亦络于心中，故显湿热相合而生烦乱。如胃气不和，加汤洗半夏[5]五分，生姜三片。有嗽者加生姜、生地黄二分，以制半夏之毒。如痰厥[6]头痛，非半夏不能除，此足太阴脾邪所作也。如兼燥热，加黄柏、生地黄各二分。如无以上证，只服前药。

上件剉如麻豆大，都作一服，水二大盏，煎去渣，稍热，食远[7]服之。宁心绝虑，静坐少语，药必为效耳。

如夏月须加白芍药三分。如春月腹中痛尤宜加。如恶热而渴，或腹痛者，更加芍药五分，生黄芩二分。如恶寒腹痛，加中桂[8]三分，去黄芩，谓之桂枝芍药汤，亦于前药中加之。如冬月腹痛，不可用芍药，盖大寒之药也。只加干姜二分，或加半夏五七分，以生姜少许制之。如秋冬之月，胃脉四道为冲脉所逆，胁下少阳脉二道而反上行，名曰厥逆。其证气上冲咽不得息，而喘息有音不得卧，加吴茱萸五分至一钱，汤洗去苦，观厥气多少而用之，亦于前药中作一服，服之。如夏月有此证，为大热也。此病随四时为寒热温凉也，宜以黄连酒洗、黄柏酒浸、知母酒浸，各等分。

上为细末，熟汤为丸，如梧桐子大，每服一百丸至二百丸，白汤送下，空心服。仍多饮热汤，服毕少时，便以美食压之，使不令胃中停留，直至下元，以泻冲脉之邪也。大抵治饮食劳倦所得之病，乃虚劳七损证也，常宜以甘温平之，甘多辛少，是其治也。

【注释】

［1］涩：中医脉象。脉搏往来艰涩不畅而迟，按之有轻刀刮竹感。

［2］飧（sūn 孙）泄：腹泻伴有未消化的食物，多见于脾胃消化功能虚弱的患者。

［3］胬（nǔ 努）肉红丝：目两眦球结膜上出现赤脉如缕，逐渐变厚，形成三角形胬肉。

［4］从权：采用权宜变通的办法。

［5］汤洗半夏：汤，沸水。汤洗半夏，由于半夏有毒，需要用沸水炮制，以达降低毒性的目的。

［6］痰厥：因痰盛气闭而引起四肢厥冷，甚至昏厥的病症。

［7］食远：进食后间隔一段时间。

［8］中桂：桂枝去皮者，称为中桂。其解表之力弱，温中之力强。

【精解】本篇主要论述调中益气汤的组成、主治及加减应用。方中主要以黄芪、人参、甘草补中益气，升麻、柴胡升提清阳，以苍术、橘皮燥湿，祛除体内湿邪而健脾，再以黄柏二分泻阴火。整个方子集中体现了李东垣补脾胃、升清阳、泻阴火的学术思想，正如其在篇中所论述的"大抵治饮食劳倦所得之病，乃虚劳七损证也，常宜以甘温平之，甘多辛少，是其治也"。该方适用于由于饮食劳倦而损伤脾胃，出现四肢功能异常、上窍不通、食欲不振、大小便异常等证候群，究其实质，是脾胃虚弱，运化功能失常，而脾胃为元气之本，元气为健康之本，元气不足，人体清阳不升，阴火上乘，故出现四肢九窍不通的情况。治疗上应从根本上以甘温之品补其中气，再佐以升提药升其清阳，以苦寒之品泻其阴火，以燥湿之品祛除湿邪，则脾胃自安，元气得以充养。除论述调中益气汤原方外，李东垣还详细论述了该方的加减，如根据下元阴火的程度不同，适当选用甘苦寒的生地、黄柏，根据湿的程度不同，适当选用苍术、黄柏等。对于腹痛，李东垣根据发病季节的不同，提出了加减，春月加白芍，夏月加黄连、黄柏、知母，冬月加干姜或半夏，充分体现了李东垣"因时制宜"的思想。

【医案举隅】

一、虚损发热头痛案

陈三农弟，昏倦发热，头痛恶风。因中气太虚，元气下陷，阳气不充而头痛，形气衰少而内热。用调中益气汤加葛根，一剂而安，更制脾肾丸，服逾月向愈。（《续名医类案·虚损》卷十一）

按语：此案为中气不足，阴火上乘发热典型病案，故用调中益气汤补元气、升清阳、泻阴火、燥脾湿，并加葛根以增升清退热之功。

二、气血两虚目昏矇头痛案

朴某，女，18岁，工人，1979年6月15日初诊。因视物模糊前来就诊。自述1978年12月6日，因精神紧张而自觉两眼视物模糊，眼前出现灯丝状闪辉，很快双目黑矇，不辨太阳方向，持续1小时后开始剧烈疼痛，以枕部尤甚，恶心不吐。经治疗后症状缓解。自此每月发作2~4次。1979年6月15日在高考考试中再次发作，除前述症状外，两侧瞳孔散大，当日来诊。查：远视力1.0（双），近视力0.3（双），眼压5.5/（6~14.67）mmHg（双眼同），双侧瞳孔高度散大，对光反应直、间接均消失，眼底正常。缩瞳药无效，血压100/60mmHg，神经系统检查，项强（—），病理反射未引出。面色苍白，体瘦乏力，唇甲不华，食少纳呆，舌淡，脉细弱。属气血两虚，用调中益气汤加首乌藤水煎服。6剂后症减，服药30剂后，诸症消失，至今未再发作。

李永才. 调中益气汤治疗血管性典型偏头痛36例疗效观察［J］. 吉林中医药，1986（05）：17.

按语：本案是调中益气汤治疗目疾的具体应用。患者素体中阳不足，又见气血两虚状态，精神刺激后诱发视物模糊，此为中气不足，气血不能上濡眼目所致，治疗应关注其病机，重用调中益气汤以甘温之品补其中气，再佐以升提药升其清阳，濡养头目，其病自解。

宽中喜食无厌丸一名宽中进食丸

资形气，喜饮食。

木香五分　青皮　人参　干姜各一钱　炙甘草一钱五分　白茯苓　泽泻　槟榔　橘皮　白术各二钱　缩砂仁　猪苓各二钱半　半夏七钱　枳实四钱　草豆蔻仁五钱　神曲五钱半　大麦蘖面一两，炒

上为细末，汤浸蒸饼为丸[1]，如梧桐子大，每服三五十丸，米汤下，食远服。

【注释】

[1] 汤浸蒸饼为丸：用沸水加药末和蒸饼混合均匀，搓成丸药。蒸饼，小麦面发酵后制成的饼状食物。

【精解】宽中喜食无厌丸主要适用于因脾胃虚弱而导致饮食积滞，水湿内停，出现如腹胀、便溏、不思饮食等一系列症状的一类疾病，该方含理中丸与香砂六君子汤，以大麦蘖面、神曲消食，白茯苓、泽泻、猪苓利湿，橘皮、半夏燥湿，缩砂仁、草豆蔻仁温中化湿，木香、青皮、槟榔、枳实行气，槟榔兼能利水，人参、白术、炙甘草补中益气，共奏祛湿行气、消食化积、健脾益气之功，使湿邪去除，食积得化，脾胃自安，纳食自香。

交泰丸

升阳气，泻阴火，调荣气，进饮食，助精神，宽腹胁，除怠惰嗜卧，四肢沉困不收。

干姜炮制，三分　巴豆霜五分　肉桂去皮，搗，一钱　人参去芦，一钱　柴胡去苗　白术　小椒炒，去汗、子，并闭目，各一钱五分　厚朴去皮，炒，三钱，秋冬加七钱　苦楝酒煮　白茯苓　缩砂仁各三钱　知母四钱，一半酒炒，一半酒洗，春夏用，秋冬去　川乌炮制，去皮脐，四钱五分　吴茱萸汤洗七次，五钱　皂角水洗，煨，去皮弦　紫菀去苗，各六钱　黄连去须，七钱，秋冬减一钱五分

上除巴豆霜别研外，同为极细末，炼蜜为丸，如梧桐子大，每服十丸，温水送下，食远，虚实加减。

【精解】交泰丸主要治疗中焦虚弱、肾阳不足、阴火上乘所致"怠惰嗜卧，四肢沉困不收"，方中以黄连、知母导阴火下降，以肉桂、川乌温补肾阳，巴豆霜助泻下寒积，人参、柴胡、白术补气升提，厚朴、白茯苓、缩砂仁祛湿，川椒、苦楝燥湿，炮姜温中，以助逐湿邪，同时配合黄连、川椒、苦楝平调寒热，辛开苦降，帮助恢复中焦脾胃气机。皂角开窍祛痰，紫菀下气止咳。该方对于肾阳衰惫，脾气不运，湿邪困厄，中焦气机不畅，同时兼有肺气不宣、痰浊蒙窍的病症尤为适合。

木香人参生姜枳术丸

开胃进饮食。

干生姜二钱五分　木香三钱　人参三钱五分　陈皮四钱　枳实一两　白术一两五钱

上为细末，荷叶裹烧饭为丸，如梧桐子大，每服三五十丸，温水下，食前。

【精解】木香人参生姜枳术丸主要用于治疗胃气不降所致的食欲不振，方中以枳术丸（枳实、白术、荷叶）为基本方，木香助枳实降气，人参助白术补益中气，陈皮燥湿行气，干生姜温中，助陈皮燥湿。方用荷叶裹烧饭为丸，取其清轻之气，助他药化湿升清。全方升降相因，以降为主，又兼补益、行气、温中之用，使胃气下降而纳食增加。

木香干姜枳术丸

破除寒滞气，消寒饮食。

木香三钱　干姜五钱，炮　枳实一两，炒　白术一两五钱

上为细末，荷叶裹烧饭为丸，如梧桐子大，每服三五十丸，温水送下，食前。

【精解】木香干姜枳术丸主要治疗寒滞中焦导致的脾虚不运，方中以枳术丸（枳实、白术、荷叶）为基本方，加干姜温中散寒，木香行气，帮助脾胃气机恢复正常。全方寓通于补，共奏温中散寒、补气和胃之功。

扶脾丸

治脾胃虚寒，腹中痛，溏泻无度，饮食不化。

干生姜　肉桂各五分　干姜　藿香　红豆各一钱　白术　茯苓　橘皮　乌梅肉　诃子皮　炙甘草　半夏各二钱　神曲炒　大麦蘖炒，各四钱

上为细末，荷叶烧饭为丸，如梧桐子大，每服五十丸，白汤送下，食前。

【精解】扶脾丸主要适用于因脾胃阳虚而出现食积不化、溏泻无度等症状的病证。方中以肉桂、干姜温补脾肾治本，以乌梅肉、诃子皮涩肠止泻，以神曲、大麦蘖消食积以治其标，白术、炙甘草补气健脾，干、生姜散胃肠水气，藿香芳香化湿，红豆、茯苓健脾利湿，陈皮、半夏理气燥湿，诸药相合，达温中焦、健脾胃、消积滞之效。

和中丸

补胃进食。

人参　干生姜　陈皮各一钱　干木瓜二钱　炙甘草三钱

上为细末，汤浸蒸饼为丸，如梧桐子大，每服五十九，白汤送下，食前。

【精解】和中丸主要治疗脾胃气虚，湿浊内停所导致的食欲不振等症。方中以人参、炙甘草补益中气，干生姜温胃散寒，木瓜和胃化湿，陈皮行气燥湿，共奏补益中气、温中化湿行气之效。

【医案举隅】

脾虚湿阻肠炎案

卢某，男，63岁，工程师。1982年6月29日初诊。主诉：泄泻2个月余，伴腹部隐痛。2个月前因支气管扩张咯血住院治疗。应用大量抗生素，咯血控制后，出现大便泄泻，诊断为霉菌性肠炎，曾用制霉菌素及大蒜等药物治疗，效果不显。现觉腹部隐痛不适，乏力困倦，大便日二三次不等，呈黏液冻状，便时腹痛甚，时有泛恶。舌苔薄，脉濡。辨证为脾虚胃气不和，湿浊下注。治当健脾和胃止泻。方用和中丸化裁。

［处方］木瓜9g，白扁豆18g，山药12g，炒九香虫9g，姜半夏18g，牛膝9g，六一散12g（包煎），石榴皮12g，生甘草9g，4剂，水煎服，日2次。

二诊：7月5日，服药后第2天，大便见硬，自觉症状好转，苔薄，脉濡，宗原意再进，上方木瓜改为15g，4剂，煎服。

三诊：7月10日，服药后大便黏冻减少，精神见佳，便后腹痛亦止。宗原意上方加羌活9g，4剂续服。后大便检查正常而愈。

张亚声. 和中丸治疗霉菌性肠炎［J］. 陕西中医，1982（06）：45.

按语：本案以脾虚所致胃气不和而见湿浊下注腹泻。治当健脾和胃止泻。以白扁豆、山药健脾助运；炒九香虫理气止痛。二诊后重用木瓜配伍羌活，所谓"湿寒之胜助风以平之"。又佐六一散淡味渗泄，用姜半夏和胃，石榴皮收敛，牛膝引药下行，而达治愈之功。

槟榔丸

破滞气，消饮食。

炙甘草一钱　木香　人参　槟榔各二钱　陈皮五钱

上为细末，汤浸蒸饼为丸，如梧桐子大，每服五十九，白汤下，食前。

【精解】槟榔丸主治饮食积滞所伤导致的纳差、二便不畅等。方中以槟榔行气利水，陈皮助槟榔行气燥湿，木香助槟榔理气消除中焦胀满，人参、炙甘草补脾益气，恢复脾胃正常的运化功能。全方以行气导滞同时配合补中益气之品，消补兼施，以消为主。

消积滞集香丸

治伤生冷硬物不消。

京三棱　广茂　青皮　陈皮　丁香皮　益智　川楝子　茴香各一两　巴豆和粳米炒焦，五钱

上为细末，醋糊为丸，如绿豆大，每服五七丸，温水、生姜汤送下，食前服。

【精解】消积滞集香丸针对饮食冷积不化、停于胃肠之证。由于生冷硬物为有形之邪阻遏局部，影响气血运行，故以三棱、莪术破气行滞、消积止痛。陈皮、青皮理气消胀，巴豆泻下寒积，丁香温胃散寒，益智温肾暖脾，茴香、川楝子同用疏肝行气兼散肝寒。本方以泻实为主兼温中和胃，达到邪去正安的目的。

黄芪汤

补胃除湿，和血益血，滋养元气。

木香气通者去之　藿香叶各一钱　当归酒洗　陈皮各二钱　人参　泽泻各五钱黄芪一两

上㕮咀，每服五钱，水二大盏，煎至一盏，如欲汗，加生姜煎，食远，热服之。

【精解】黄芪汤以人参、黄芪、当归补益气血，藿香、泽泻化湿利水，木香、陈皮行气消胀。本方以补益气血为主，兼行气化湿，治疗脾胃气虚，水湿内停气滞证。

【医案举隅】

脾虚水停水肿案

董某，女，52岁，1986年8月20日初诊。患水肿1年6个月，伴有乏力，纳少，眩晕。舌质淡，脉细弱，双下肢水肿压痕阳性。经B超、心电图、生化检验等项检查，未发现器质性病变。

［辨证］脾虚水停证，治以黄芪汤加减。

［处方］黄芪25g，白术15g，当归10g，白芍15g，紫苏叶9g，防风9g，杏仁6g，茯苓20g，通草6g，陈皮6g，淫羊藿10g，菟丝子15g，木香10g。水煎服，每日1剂，分2次服。2周1个疗程，以1~2个疗程进行疗效判定。

2周后，水肿等诸症消除，随访1年未见复发而告痊愈。

郭成林. 黄芪汤治疗功能性水肿60例［J］. 吉林中医药，2005（03）：25.

按语：本案患者因脾胃虚弱，气血不足，不能运化水液而见水肿。治当以

芪、术之类先补中气，兼用苏叶、茯苓行气利水；又因其下肢水肿日久，多有肾阳不足及水停血瘀，故酌加淫羊藿、菟丝子等温补脾肾阳气，又加归、芍等活血化瘀。

黄芪当归汤

治热上攻头目，沿身胸背发热。

当归身一钱，酒洗　黄芪五钱

上㕮咀，作一服，水二大盏，煎至一盏，食前热服。

【精解】黄芪当归汤主治内伤发热，该方由黄芪、当归两味药组成，黄芪用量是当归的五倍，体现了李东垣"甘温除大热"的思想。由于气虚，气不能生血摄血而出现阴血亏虚，进而出现阴虚火旺的表现，治当补气生血，同时以少量的当归养血和营，使阳生阴长，气旺血生，则虚热自退。

参术汤

治脾胃虚弱，元气不足，四肢沉重，食后昏闷。

黄柏酒浸　当归各二分　柴胡　升麻各三分　人参　陈皮　青皮各五分　神曲末七分　炙甘草　苍术各一钱　黄芪二钱

上㕮咀，都作一服，水二大盏煎至一盏，食远服。

【精解】参术汤主治脾胃气虚湿邪流注四肢，气血不通，食积不化而出现"四肢沉重，食后昏闷"的症状。该方较调中益气汤，补气药加量，黄芪一钱增至二钱，炙甘草五分增至一钱，人参剂量仍为五分，同时增加了当归二分养血活血；青皮二分，破气消积；同时加了神曲七分以消食。全方以益气升提为主，兼清热泻火、燥湿行气、养血、消食，集中体现了李东垣补脾胃、升清阳、泻阴火的思想。

【医案举隅】

慢性萎缩性胃炎案

张某，女，39岁，1996年3月17日初诊。主诉胃脘隐痛反复不愈3年，纳差，饮食稍多则腹胀，体倦乏力，形体消瘦，面色萎黄，舌淡，脉弱无力，中上腹稍有压痛。胃镜显示黏膜呈红白相间，有较大片苍白区，病理活检萎缩伴"肠化"。

[西医诊断] 萎缩性胃炎。

[中医辨证] 脾虚气滞证，组方以健脾益气，理气和胃，佐以消导治法治之，方以参术汤加减，

[处方] 党参、白术、当归、木香、枳壳、香附、柴胡、佛手、砂仁各10g，焦三仙各10g，川芎、茯苓各12g，炙甘草5g。日1剂，水煎分2次服。

半月后饮食已正常，胃脘隐痛亦显著减轻，又服 1 个月后，于 5 月 8 日复诊，临床症状消失，复查胃镜胃黏膜灰白区消失，病理活检：萎缩伴"肠化"消失，临床定为显效，以上方按比例配成水丸继续服 1 个月巩固疗效。1 年后因上呼吸道感染就诊时随访，停药后未再出现症状。

曹巍鲲，晏庆德，相龙民．香砂参术汤治疗萎缩性胃炎 113 例［J］．陕西中医，2000（06）：243．

按语：本案患者平素脾胃虚弱，运化乏力以致脾虚气滞，故见胃脘隐痛。治疗当以补脾气为先，兼用开胃行气之品以化气滞，待中气回复，气血畅通则胃痛自和。

益智和中丸季秋[1]合

水香　黄连　生地黄以上各二分　黄芪　人参　麦门冬　神曲末　当归身　干生姜　陈皮　姜黄以上各五分　缩砂仁七分　桂花一钱　桂枝一钱五分　益智仁二钱二分　炙甘草二钱五分　麦蘖面三钱　草豆蔻仁四钱

上为细末，汤浸蒸饼为丸，如梧桐子大，每服五十丸，白汤下，细嚼亦当。

【注释】

［1］季秋：秋季的最后 1 个月，农历九月。

【精解】该方中李东垣并未论及益智和中丸的适应证，只提及"季秋合"，即该方适合在深秋时节服用，"因时制宜"思想在该方中得到体现，深秋时节燥邪与寒邪相兼，故方中以益智仁温肾暖脾，桂花、生姜温胃散寒，同时以人参、麦冬、生地气阴双补，当归、炙甘草、桂枝、黄芪补气养血和营。草豆蔻仁、缩砂仁、陈皮化湿，木香、姜黄行气活血，神曲、麦蘖面消食积，黄连泻火，通过行气、化湿、消食，达到和中的目的，适合因脾虚不能运化，导致湿浊内阻、食积不化，秋季出现腹痛、腹胀、食欲不振等相关症状。

益胃散

治因服寒药过多，以致脾胃虚损胃脘疼痛。

人参　甘草　缩砂仁　厚朴各二钱　白豆蔻　姜黄　干生姜　泽泻各三钱　益智仁六钱　黄芪　陈皮各七钱

上为粗末，每服三钱，水二盏，生姜五片，煎至一盏，去渣，食前温服。

【精解】益胃散主治因服寒药，损伤脾胃阳气，出现胃脘疼痛等相关症状。方中以益智仁温补脾肾，白豆蔻、缩砂仁、厚朴化湿行气，黄芪、人参、甘草补气健脾，泽泻、陈皮利湿健脾，脾胃阳气内伤易致气血不通，不通则痛，故方中以姜黄、生姜温中行气活血。诸药相合，共奏温中和胃、化湿运脾、散瘀止痛之效。

脾胃虚损论

【原文】易水张先生常戒不可峻利[1]，食药下咽，未至药丸施化，其表皮之力始开，便言快也，所伤之物已去。若更待一两时辰许，药尽化开，其药峻利，必有情性，病去之后，脾胃既损，是真气、元气败坏，促人之寿。当时设下一药，枳实一两麸炒[2]，黄色为度，白术二两，只此二味，荷叶裹，烧饭为丸。以白术甘温，甘温补脾胃之元气，其苦味除胃中之湿热，利腰脐间血，故先补脾胃之弱，过于枳实克化之药一倍，枳实味苦寒，泄心下之痞闷，消化胃中所伤，此一药下胃，其所伤不能即去，须待一两时辰许，食则消化，是先补其虚而后化其所伤，则不峻利矣。当是之时，未悟用荷叶烧饭为丸之理，老年味之始得，可谓奇矣。荷叶之物，中央空，象震卦之体。震者，动也，人感之生。足少阳甲胆者，风也，生化万物之根蒂也。《内经》云：履端于始，序则不愆[3]。人之饮食入胃，营气上行，即少阳甲胆之气也。其手少阳三焦经，人之元气也。手足经同法，便是少阳元气生发也。胃气、谷气、元气、甲胆上升之气一也，异名虽多，止是胃气上升者也，荷叶之体生于水土之下，出于污秽之中，不为所染，挺然独立，其色青，形乃空，青而象风木者也。食药感此气之化，胃气何由不上升乎！其主意用此一味为引，用可谓远识深虑，合于道者也。更以烧饭和药，与白术协力，滋养谷气而补，令胃厚，再不至内伤，其利广矣、大矣。若内伤脾胃辛热之物、酒肉之类，自觉不快，觅药于医，医者亦不问所伤，付之集香丸、小丁香丸、巴豆大热药之类下之，大便下则物去，遗留食之热性、药之热性，重伤元气，则七神不炽。《经》云热伤气，正谓此也。其人必无气以动而热困，四肢不举，传变诸疾，不可胜数，使人真气自此衰矣。若伤生冷硬物，世医或用大黄、牵牛二味大寒药投之，随药下所伤去矣，遗留食之寒性、药之寒性，重泻其阳，阳去则皮肤筋肉血脉无所依倚，便为虚损之证。论言及此，令人寒心。夫辛辣薄味之药，无故不可乱服，非止牵牛而已。《至真要大论》云：五味入口，各先逐其所喜攻。攻者，克伐[4]泻也。辛味下咽，先攻泻肺之五气。气者，真气、元气也。其牵牛之辛辣猛烈伤人尤甚，饮食所伤肠胃，当以苦泄其肠胃可也。肺与元气何罪之有！用牵牛大罪有五，此其一也；况胃主血，所生病为物所伤，物者，有形之物也，皆是血病泻其气，其罪二也；且饮食伤之于中焦，止合克化消导其食，重泻上焦肺中已虚之气，其罪三也；食伤肠胃，当塞因塞用[5]，又曰塞因塞用，枳实、大黄苦寒之物以泄有形是也，反以辛辣牵牛散泻真气，大禁四也；殊不知《针经》有云：外来客邪风寒伤人五脏，若误泻胃气必死，误补亦死。其死也，无气以动，故静。若内伤肠胃，而反泻五脏，必死，误补亦死。其死也，阴气有余，故躁。今内伤肠胃，是谓六腑不足之病，反泻上焦虚无肺气。肺者，五脏之一数也。虽不即死，若更旬日之间，必暗损人寿数。谓如人寿应百岁，为牵牛之类朝损暮损，其元气消耗，不得终其天年，但人不觉耳，将为天年已尽，此乃暗里折人寿数，大禁五也。故特著此论并方，庶令四海闻而行之，不至夭横乎，此老夫之用心也。

胃气不可不养，复明养胃之理。《内经》云：安谷者昌，绝谷者亡。水去则荣散，谷消则卫亡，荣散卫亡，神无所依。仲景云：水入于经，其血乃成，谷入于胃，脉道乃行。故血不可不养，胃不可不温，血养胃温，荣卫将行，常有天命。谷者，身之大柄[6]也。《书》与《周礼》皆云：金、木、水、火、土，谷惟修，以奉养五脏者也。内伤饮食，固非细事，苟妄服食药，而轻生殒命，其可乎哉？《黄帝针经》有说：胃恶热而喜清冷，大肠恶清冷而喜热，两者不和，何以调之？岐伯曰：调此者，食饮衣服亦欲适寒温，寒无凄怆，暑无出汗。饮食者，热无灼灼，寒无凄凄，寒温中适，故气将持，乃不致邪僻也。是必有因用，岂可用俱寒俱热之药仓卒致损，与以刃杀人者何异！《内经》说：内伤者，其气口脉反大于人迎一倍、二倍、三倍，分经用药。又曰上部有脉，下部无脉，其人当吐不吐者死。如但食不纳，恶心欲吐者，不问一倍、二倍，不当正与瓜蒂散吐之，但以指或以物探去之。若所伤之物去不尽者，更诊其脉，问其所伤，以食药去之，以应塞因塞用，又谓之寒因寒用[7]。泄而下降，乃应太阴之用。其中更加升发之药，令其元气上升，塞因通用，因曲而为直。何为曲？内伤胃气是也。何为直？因而升发胃气是也。因其饮食之内伤，而使生气增益，胃气完复，此乃因曲而为之直也。若分经用药，其所伤之物，寒热温凉，生硬柔软，所伤不一，难立定一法。只随所伤之物不同，各立治法，临时加减用之。其用药，又当问病人从来禀气盛衰，所伤寒物热物，是喜食而食之邪，不可服破气药。若乘饥因而伤之邪，当益胃气。或为人所勉劝强食之，宜损血而益气也。诊其脉候伤在何脏，可与对病之药，岂可妄泻天真无气，以轻丧身宝乎！且如先食热物而不伤，继之以寒物，因后食致前食亦不消化而伤者，当问热食、寒食孰多孰少，斟酌与药，无不当矣。喻如伤热物二分，寒物一分，则当用寒药二分，热药一分，相合而与之，则荣卫之气必得周流[8]。更有或先饮酒而后伤寒冷之食，及伤热食、冷水与冰，如此不等，皆当验其节次所伤之物，酌量寒热之剂分数，各各对证与之，无不取效。自忖所定药方，未敢便谓能尽药性之理，姑用指迷辨惑耳。

【注释】

[1] 峻利：猛烈。

[2] 麸（fū 夫）炒：将药物与麦麸拌炒以增强疗效。

[3] 愆（qiān 千）：失调。

[4] 克伐：使用性峻伤元的攻破消导药物。

[5] 塞因塞用：指用补益药物来治疗具有闭塞不通症状的虚证。

[6] 大柄：握以治事的大权。

[7] 寒因寒用：治疗内真热而外假寒的方法。

[8] 周流：周遍流行。

【精解】开篇集中体现了李东垣论治脾胃甘温守中、寒热平调的学术思想。篇中论述了枳术丸的组方思路，虽只三味药，然滋养胃气之力雄，白术为补脾益胃之主药，荷叶引胃中清阳之气上行，助少阳元气升发，枳实"泄心下之痞闷，消化胃中所伤"，且白术的用量倍于枳实，强调资脾胃之气。李东垣在书中列举了时医的做法，或用大黄、牵牛治疗生冷硬物所伤，或用集香丸、小丁香丸、巴豆类大热药治疗辛热酒肉之类所伤，皆是不辨寒热，损伤胃气，折人寿命，东垣感叹"岂可用俱寒俱热之药仓卒致损，与以刃杀人者何异"，他提出"胃气不可不养"，具体用药应根据病情的不同，或寒热并用，或攻补兼施，但必须与证候相应，才能祛邪而不伤正。

三黄枳术丸

治伤肉湿面、辛辣味厚之物填塞，闷乱不快。

枳实麸炒五钱　黄连去须，酒洗　大黄湿纸裹煨　神曲炒　橘皮　白术各一两　黄芩二两

上为极细末，汤浸蒸饼为丸，如绿豆一倍大，每服五十九，白汤下，临时量所伤多少，加减服之。

【精解】三黄枳术丸主治嗜食辛辣油腻导致中焦湿热内生，气机阻滞。方中用大黄泻下通腑，使有形之邪速去，枳实助大黄行气，黄连、黄芩、橘皮去中焦之热，神曲消胃中食积，同时以白术一两益气，全方攻中有补，体现东垣攻补兼施以养胃气的治疗理念。

巴豆三棱丸（一名木香见睍[1]丸）

治伤生冷硬物，心腹满闷疼痛。

巴豆霜五分　木香二钱　升麻　柴胡各三钱　草豆蔻面裹煨熟，用仁　香附子炒，各五钱　神曲炒黄色　石三棱去皮煨　京三棱煨，各一两

上为细末，汤浸蒸饼为丸，如绿豆一倍大，每服一二十丸，温白汤下，量所伤多少，加减服之。

【注释】

[1]见睍（xiàn 现）：天晴日暖。

【精解】巴豆三棱丸主治进食生冷硬物难以消化、阻滞胃脘导致中焦气机不畅。方中巴豆助泻下冷积，京三棱、石三棱行气消积、化瘀止痛，木香、香附理气除胀，神曲消食化滞，柴胡、升麻升发清阳。全方以辛温为主，体现了"寒者热之"的思想，在行气通腑消食积药中加入三钱柴胡、升麻，体现了李东垣在开篇中"因曲而为直"，注重升发胃气的思想，全方升降相因，降中有升，共奏祛邪通腑，升提胃气之功。

白术丸

治伤豆粉、湿面、油腻之物。

白矾枯，三钱　黄芩五钱　橘皮七钱　神曲炒黄色　半夏汤洗七次　白术各一两　枳实麸炒黄色，一两一钱

上为极细末，汤浸蒸饼为丸，如绿豆大，每服三五十丸，白汤下。素食多用干姜，故加黄芩以泻之。

【精解】白术丸主治大量食用豆粉、湿面或油腻之物后，酿生湿热，阻于胃中之证。方中以枳术丸为基础健脾养胃，枳实量略多于白术，神曲消食化积，尤善消谷物，《本经逢原》中有论述"神曲，其功专于消化谷麦酒积，陈久者良"，陈皮、半夏和胃化痰降逆，黄芩、白矾清热燥湿。本方中黄芩用五钱，书中解释道"素食多用干姜，故加黄芩以泻之"，可见李东垣在选方用药时不仅关注患者当下的主诉，同时也关注患者的日常饮食起居，这些同样会对疾病产生影响。

草豆蔻丸

治秋冬伤寒冷物，胃脘当心而痛，上肢两胁，咽膈不通。

炒盐五分　干生姜　青皮　橘皮各二钱　麦蘖面炒黄色　生黄芩冬月不用　半夏汤洗七次　神曲炒，各五钱　草豆蔻面裹煨，去皮取仁　白术各一两　枳实麸炒，二两

上为极细末，汤浸蒸饼为丸，如绿豆大，每服五十丸，白汤下。

【精解】草豆蔻丸主治秋冬季节进食冷物不化，导致中焦气机阻滞，胃脘当心而痛，牵及两胁，甚至出现噎塞不通等症。朱丹溪云"草豆蔻，性温，能散滞气，消膈上痰。若明知身受寒邪，日食寒物，胃脘作疼，方可温散，用之如鼓应桴"，可见草豆蔻散胃中寒邪、消除痰饮之功尤甚。寒主收引，易凝滞气机，导致郁火中生，故用半夏、干生姜配合黄芩辛开苦降，以温散胃寒兼清郁热。青皮、橘皮、枳实行气燥湿，麦蘖面、神曲消食导滞，白术健脾益胃。

中满腹胀门

【提要】本部分结合《素问》《灵枢》等经典，论述了腹胀的病因、类型及治法，共载六方。

中满腹胀论

【原文】《六元政纪论》云：太阴所至为中满，太阴所至为蓄满[1]。诸湿肿满，皆属脾土。《论》云：脾乃阴中之太阴，同湿土之化。脾湿有余，腹满食不化。天为阳、为热，主运化也；地为阴、为湿，主长养也。无阳则阴不能生化，故云脏寒生满病。《调经篇》云：因饮食劳倦，损伤脾胃，始受热中，末传寒中，皆由脾胃之气虚弱，不能运化精微而制水谷，聚而不散，而成胀满。《经》云：腹满䐜胀，支膈胠胁[2]，下厥上冒[3]，过在太阴阳明，乃寒湿郁遏也。《脉经》所谓胃中寒则胀满者是也。《针经》三卷杂病第八：腹满大便不利，上走胸溢，喘息喝喝然[4]，取足少阴。又云：胀取三阳。三阳者，足太阳寒水为胀，与《通评虚实论》说"腹暴满，按之不下，取太阳经络，胃之募也"正同。取者，泻也，《经》云："中满者，泻之于内"者是也。宜以辛热散之，以苦泻之，淡渗利之，使上下分消其湿。正如开鬼门，洁净府，温衣缪刺[5]其处，是先泻其血络，后调其真经，气血平，阳布神清，此治之正也。或曰：诸胀腹大皆属于热者何也？此乃病机总辞。假令外伤风寒有余之邪，自表传里，寒变为热，而作胃实腹满，仲景以大承气汤治之。亦有膏粱之人[6]，湿热郁于内，而成胀满者，此热胀之谓也。大抵寒胀多而热胀少，治之者宜详辨之。

【注释】

[1] 蓄满：蓄，积聚。蓄满，水湿积聚而成胀满。

[2] 支膈胠（qū区）胁：胠，腋下。指胀满部位由腹部上及腋下、胁肋

直至胸膈。

［3］下厥（jué 决）上冒：指因脾胃升降失调，胃气逆上冒于头部，导致头目昏花、恶心呕吐等症状。

［4］喝喝然：嘘声作气的样子。

［5］缪（miù）刺：缪，交叉。指人体一侧络脉有病而针刺对侧络脉的方法。

［6］膏粱之人：指富贵人家及其后嗣。

【精解】本篇引用《素问·六元正纪论》中"太阴所至为中满"，"太阴所至为蓄满"，及《素问·至真要大论》中"诸湿肿满，皆属于脾"，指出现腹部胀满、食积不化的原因在于脾湿，进一步从天地阴阳的角度解释脾湿的原因在于寒湿郁遏，没有充足的阳气温散体内的水湿，从而导致水湿内停困脾，出现腹满食不化的症状。东垣结合《脉经》《灵枢》等，提出水湿之治法在于以辛热散之，以苦泻之，以淡渗利之，上下分消其湿。难能可贵之处在于，东垣虽重温散，却也同时论述了热胀的病机，并强调临床上应分情况辨证论治。

诸腹胀大皆属于热论

【原文】诸腹胀大，皆属于热。此乃八益之邪，有余之证，自天外而入，是感风寒之邪传里，寒变为热作，胃实曰晡[1]潮热，大渴引饮，谵语[2]，是太阳阳明并大实大满者，大承气下之。少阳阳明微满实者，小承气下之。泄之则胀已，此之谓也。假令痎疟[3]为胀满，亦有寒胀、热胀，是天之邪气，伤暑而得之，不即时发，至秋暑气衰绝，而疟病作矣，知其寒也，《局方》用交解饮子者是也。

内虚不足，寒湿令人中满，及五脏六腑俱有胀满，更以脉家寒热多少较之，胃中寒则胀满，浊气在上则生䐜胀[4]，取三阳。三阳者，足太阳膀胱寒水为胀，腹暴满，按之不下，取太阳经络者，胃之募也正同。腹满䐜胀，肢膈胠胁，下厥上冒，过在太阴阳明，胃中寒湿郁遏也。太阴䐜胀，复不利，不欲食，食则呕，不得卧，按所说寒胀之多如此。

中满治法，当开鬼门，洁净府。开鬼门者，谓发汗也；洁净府者，利小便也。中满者，泻之于内，谓脾胃有病，当令上下分消其湿，下焦如渎[5]，气血自然分化，不待泄滓秽。如或大实大满，大小便不利，从权以寒热药下之。或伤酒湿面及味厚之物，膏粱之人，或食已便卧，使湿热之气不得施化，致令腹胀满，此胀亦是热胀。治热胀，分消丸主之。

如或多食寒凉，及脾胃久虚之人，胃中寒则胀满，或脏寒生满病，以治寒胀，中满分消汤主之。

【注释】

[1] 晡（bū）：申时，即午后三时至五时。

[2] 谵（zhān 粘）语：患者在神志不清的情况下胡言乱语的症状。

[3] 痎（jiē 皆）疟：经年不愈的老疟。

[4] 瞋（chēn 抻）胀：瞋，饱胀。即上腹胀满的症状。

[5] 下焦如渎：指下焦排泄水谷之糟粕废物的功能。

【精解】本段由"诸腹胀大皆属于热"入手，主要论述腹胀的病机及治法。腹胀的类型有热胀，亦有寒胀。热胀有太阳阳明腹胀、少阳阳明腹胀等，寒胀有太阳膀胱寒水腹胀、太阴腹胀等。腹胀的治则治法为"开鬼门，洁净腑"以"上下分消其湿"。

中满分消丸

治中满热胀、鼓胀、气胀、水胀，此非寒胀类。

白术　人参　炙甘草　猪苓去黑皮　姜黄各一钱　白茯苓去皮　干生姜　砂仁各二钱　泽泻　橘皮各三钱　知母炒四钱　黄芩去腐，炒，夏用一两二钱　黄连净，炒　半夏汤洗七次　枳实炒，各五钱　厚朴姜制，一两

上除茯苓、泽泻、生姜外，共为极细末，入上三味和匀，汤浸蒸饼为丸，如梧桐子大，每服一百丸，焙热，白汤下，食远服，量病人大小加减。

【精解】中满分消丸主治非寒邪引起的腹胀，方中以枳实、厚朴、橘皮、砂仁行气化湿，黄连、黄芩、知母配合半夏、生姜、干姜、姜黄辛开苦降，通调中焦气机，人参、炙甘草培补中焦元气，白术、猪苓、茯苓、泽泻为五苓散的主要组成，起到通利小便的作用。

【医案举隅】

一、肝硬化腹水案

朱某，男，52岁，农民。主诉黄疸腹胀10天，经诊断为肝硬化腹水，于1984年12月10日就诊。现症腹满而胀，腹部逐渐加大成蛙形，胁下痞硬，按之疼痛，腹皮青筋暴露，脐心突出，口苦而干，面目黄染如橘子色，精神萎靡，四肢无力，全身瘙痒，胃纳欠佳，食后胀甚，小便短赤如浓茶，便时艰涩，大便不畅，舌质红，苔黄腻，脉弦滑，重按无力。

辨证为湿热中阻。治以补气健脾，利水消肿，清热燥湿。方用中满分消丸加减。

［处方］西党参 10g，白术 10g，茯苓皮 20g，大腹皮 9g，法半夏 6g，广陈皮 6g，陈枳壳 8g，川厚朴 8g，绵茵陈 12g，丑牛子 12g，川黄连 4g，枯条芩 6g，生大黄 10g，光泽泻 12g，猪苓 12g。患者叠服 50 余剂，臌胀消失。

黄志峰. 中满分消丸加减治疗臌胀［J］. 江西中医药，1990（04）：12.

按语： 本案为湿热阻滞黄疸所致的腹胀，以湿热中阻，脾胃不运为主要病机，治以中满分消丸加减，一方面健脾行气利水调整脾胃功能，一方面清热利水以消除病理产物，双管齐下以获其效。

二、肝硬化腹水案

徐某某，男，54 岁，干部，患者 20 天前，开始下肢行走不便，头痛，低热，渐觉腹部胀满，下肢浮肿，诊断为肝硬化腹水，于 1985 年 5 月 12 日就诊。现症腹满而胀，腹部逐渐增大成蛙形，按之柔软，肋下痞块，面色黧黑，精神疲倦，下肢浮肿，步履艰难，胃纳欠佳，食后胀甚，口苦而干，小便色黄，大便干结，舌质红，苔黄腻，脉弦滑，重按无力。

辨证为湿热中阻腹胀，治以补气健脾，利水消肿，清热燥湿，佐以活血化瘀。方用中满分消丸加减。

［处方］西党参 15g，白术 10g，茯苓皮 15g，大腹皮 9g，广陈皮 6g，川厚朴 8g，陈枳壳 8g，京三棱 9g，牵牛子 12g，川黄连 4g，枯条芩 6g，生大黄 6g，益母草 20g。患者叠服 30 余剂，臌胀消失，随访 3 年未发。

黄志峰. 中满分消丸加减治疗臌胀［J］. 江西中医药，1990（04）：12.

按语： 本案为肝硬化腹水所致腹胀，因肝胆湿热中阻，水液代谢失常，影响脾胃运化，故兼见湿热水肿之实证与脾胃虚弱之虚证，治当健脾益气、行气活血利水、清热燥湿兼用，虚实兼顾，以收其功。

中满分消汤

治中满寒胀，寒疝[1]，大小便不通，阴躁，足不收，四肢厥逆，食入反出，下虚中满，腹中寒，心下痞[2]，下焦躁寒沉厥，奔豚[3]不收。

川乌 泽泻 黄连 人参 青皮 当归 生姜 麻黄 柴胡 干姜 荜澄茄各二分 益智仁 半夏 茯苓 木香 升麻各三分 黄芪 吴茱萸 厚朴 草豆蔻仁 黄柏各五分

上锉如麻豆大，都作一服，水二大盏，煎至一盏，食前热服，忌房室、酒、湿面、生冷及油腻等物。

【注释】

[1] 寒疝（shàn 善）：一种急性腹痛的病症。

[2] 痞：胸腹间气机阻塞不舒的一种自觉症状。

［3］奔豚：发作时胸腹如有小豚奔闯。

【精解】中满分消汤主治因寒邪凝滞导致的腹胀。方中以川乌、益智仁温肾散寒，吴茱萸温通厥阴经脉，干姜、荜澄茄温中散寒，诸热药并用，散肝、脾、肾之寒邪，温通诸脉，则寒邪自去。生姜、麻黄辛温发汗，同时配以泽泻、茯苓，达到"开鬼门，洁净腑"的功效。黄连、黄柏配合辛温药，辛开苦降，通调中焦。再以人参、黄芪、当归气血双补，木香、草豆蔻理气化湿，柴胡、升麻升提元气，诸药并用，攻补兼施、补而不滞。

【医案举隅】

肾病综合征案

张某，22岁，1994年7月1日就诊。主诉周身水肿2个月余。后以肾病综合征在某医院门诊治疗，曾口服激素、环磷酰胺等，均不效。刻下症见周身水肿，乏力，面白，尿少，腹胀，腹水，食少纳呆，舌质绛红无苔，脉弱。实验室检查：尿蛋白（+++），尿素氮 14.9mmol/L，二氧化碳结合力 21.8mmol/L，血浆总蛋白 35g/L，白蛋白 14g/L，血脂明显增高。

患者住院初期，先投热胀中满分消汤 2 周，健脾温肾利水药 1 周，均不效，且症加肢冷畏寒，改用寒胀中满分消汤原方。

观察服药 3 周，患者水肿逐渐全消，无腹水腹胀，乏力轻，饮食尿量如常，舌红少苔，脉较前有力。

化验复查：尿蛋白（+），尿素氮 7.77mmol/L，二氧化碳结合力 26mmol/L，其余化验亦转轻，继以六味地黄饮加味、清心莲子饮等辨证用药调理 2 个月余，病情完全缓解而出院。

胡克杰，马龙侨. 热胀与寒胀中满分消汤的妙用［J］. 黑龙江中医药，1995（05）：21–22.

按语：本案为寒邪凝滞脾肾所致腹胀，因舌红绛、无苔误投清热之品，后转用本方获效。寒凝水停，局部化热，故可见热象，但整体仍以寒邪为主，治疗当先温散肝、脾、肾之寒邪，通调三焦，再用发汗、利水之法攻逐停水。

广茂溃坚丸

治中满腹胀，内有积聚，坚硬如石，其形如盘，令人不能坐卧，大小便涩滞，上喘气促，面色萎黄，通身虚肿。

广茂 红花 吴茱萸 升麻各二分 半夏七分 柴胡 泽泻 神曲 青皮 陈皮各三分 厚朴生用 黄芩 黄连 益智仁 草豆蔻仁五分 生甘草三分 当归梢五分 如渴加葛根四分

上剉如麻豆大，水二大盏，煎至一盏，稍热服，食远。忌酒醋湿面。

服二服之后，中满减半，止有积不消再服后药。

【精解】广茂溃坚丸主治由痰湿、瘀血、气滞所导致的腹胀，内有积聚。该方用药轻灵，却力宏效专，全方以莪术、红花、当归稍活血散瘀，半夏、厚朴化痰理气，泽泻淡渗利水，使湿邪从小便而解，神曲、青皮、陈皮、草豆蔻仁去中焦之积邪，吴茱萸、益智仁扶阳助运，盖"无阳则阴不能生化"。黄芩、黄连清热燥湿，升麻、柴胡升提中气，是东垣常用的治脾药对，全方充分体现了东垣"以辛热散之，以苦泻之，淡渗利之"的治湿思想。

半夏厚朴汤

红花　苏木各半分　吴茱萸　干生姜　黄连各一分　木香　青皮各二分　肉桂　苍术　白茯苓　泽泻　柴胡　生甘草　生黄芩　草豆蔻仁　陈皮各三分　京三棱　猪苓　当归梢　升麻各四分　神曲八分　厚朴八分　半夏一钱　桃仁七个　昆布少许　如渴加葛根三分

上㕮咀，作一服，水三盏，煎至一盏，去渣，稍热服。此药二服之后，前证又减一半，却于前药中加减服之。

【精解】半夏厚朴汤主治气滞、血瘀、湿阻型腹胀，且其血瘀、湿浊程度较前提到的广术溃坚丸更重。方中以京三棱、桃仁、红花、苏木、当归稍破血消瘀，半夏、厚朴、昆布理气化痰，五苓散的主要成分白茯苓、泽泻、猪苓加上苍术淡渗利湿，使湿邪从小便而解，黄连、生黄芩苦泄燥湿，同时配合生姜，辛开苦降，通调中焦，吴茱萸、肉桂温阳助运，木香、青皮、草豆蔻、陈皮、神曲去中焦之积邪，柴胡、升麻升举中气，恢复脾胃正常的生理功能。诸药合用，共奏祛痰化瘀，行气利湿，助脾健运之功。

破滞气汤 (一名木香化滞散)

破滞气，治心腹满闷。

炙甘草四分　白檀　藿香　陈皮　大腹子　白豆蔻仁　白茯苓　桔梗各五分　砂仁　人参　青皮　槟榔　木香　姜黄　白术各二钱

上㕮咀，每服三钱，水二盏，煎至一盏，去渣，温服，不拘时。

【精解】破滞气汤主治气滞为主兼有湿阻的腹胀，方中以白檀、大腹子、木香、槟榔、青皮行气利水，姜黄破血行气，桔梗开宣肺气，以四君子汤的人参、白术、炙甘草、茯苓益气健脾，藿香、陈皮、白豆蔻、砂仁化湿运脾，诸药合用，共奏行气利水、健脾益气之功。

草豆蔻汤

治腹中虚胀。

泽泻一分　木香二分　半夏制，四分　枳实　草豆蔻仁　黄芪春夏去之　益

智　甘草各五分　青皮　陈皮各六分　茯苓　当归各七分　神曲四分

上为粗末，都作一服，水二大盏，生姜三片，煎至一盏，去渣温服。冬月加黄芪五七分，春夏止服正药，食远。

【精解】草豆蔻汤主治气血不足所致之虚胀，方中以黄芪、甘草、当归益气养血，气血充足则邪自去。青皮、陈皮、神曲、半夏、草豆蔻消食化滞，枳实、木香理气助中焦健运，泽泻、茯苓利水渗湿，使湿邪从小便而解，益智温肾暖脾，扶阳助运。全方补中寓通，通补兼施。值得注意的是，东垣在使用黄芪时，特别强调"冬月加黄芪五七分，春夏止服正药"，体现了东垣因时制宜的思想。

心腹痞门

【提要】心腹痞门主要列举五方，东垣治疗心下痞满常在半夏泻心汤、枳术丸的基础上，根据虚实情况，或配以行气、活血、消食之品，或配以益气养血之品。

消痞丸
治心下痞闷，一切所伤，及积年不愈者。

干生姜　神曲炒　炙甘草各二分　猪苓二钱五分　泽泻　厚朴　砂仁各三钱　半夏汤洗七次　陈皮　人参各四钱　枳实五钱，炒　黄连净，炒　黄芩各六钱　姜黄　白术各一两

上为细末，汤浸蒸饼为丸，如梧桐子大，每服五七十九至百丸，白汤送下，食远服。

【精解】消痞丸主治脾虚气滞所致之心下痞闷，全方以半夏泻心汤、五苓散、枳术丸为基础方，加入神曲消食化积，厚朴理气宽中，姜黄行气活血，砂仁、陈皮燥湿健脾。

失笑丸一名枳实消痞丸
治右关脉弦，心下虚痞，恶食懒倦，开胃进饮食。

干生姜一钱　炙甘草　麦蘖面　白茯苓　白术各二钱　半夏曲　人参各三钱　厚朴四钱，炙　枳实　黄连各五钱

上为细末，汤浸蒸饼为丸，梧桐子大，每服五七十九，白汤下，食远服。

【精解】失笑丸主治脾虚食滞，气机不畅所致之心下虚痞，方中以枳术丸健脾调中，半夏泻心汤去黄芩、大枣辛开苦降，平调寒热，消除痞满，厚朴助

半夏泻心汤下气除满，茯苓健脾利湿，麦蘖面消食化滞。

【医案举隅】

胃脘满闷不适案

吕某，男，63岁，退休工人。1994年5月14日由三位家属搀扶来诊，来后即躺在诊床上。家属代述其胃脘部连及胸部满闷堵塞不适，长期食欲不振，食不消化，大便不调，乏力倦怠，时嗳气，夜间睡眠不安十数年。曾去多处经多人诊治，用药无数，效果不显，近年来日渐加重，情绪差，精神郁闷，自觉胃中有异物，身患不治之症，已做胸透、胃钡餐透视、胃镜等检查均未见异常改变。经人介绍，延余诊治。诊见其面色灰黄晦暗，形体略瘦，痛苦面容，疲惫不堪，语声低微，呻吟不已。按之腹部平坦柔软，肝脾不大，胃脘部无压痛；心肺听诊无异常；舌质淡红隐青，体胖大，苔白厚腻，中部微发黄，脉沉弦无力。

经四诊合参，诊断为虚实相间，寒热错杂之痞，拟消痞除满、调理脾胃，扶正祛邪之法治之。

方用失笑丸原方加瓜蒌20g，薤白15g，桂枝10g，水煎服，早晚各1次。服尽，由家属陪同复诊，面露笑容，述胸中满闷症状明显减轻。

李政木. 失笑丸及其临证验用 [J]. 吉林中医药, 1995（02）: 35.

按语：本案之痞证形成原因复杂，寒热、虚实兼见，治疗应当注意多个方向的用药。选用枳实消痞丸原方平调寒热虚实，又兼用瓜蒌薤白桂枝汤，开胸涤痰，温通胸中之气以助消痞。

黄连消痞丸

治心下痞满，壅滞不散，烦热，喘促不安。

泽泻　姜黄各一钱　干生姜二钱　茯苓　炙甘草　白术各三钱　陈皮　猪苓各五钱　枳实七钱,炒　半夏九钱　黄连一两　黄芩二两,炒

上为细末，汤浸蒸饼为丸，如梧桐子大，每服五十丸，温汤下，食远。

【精解】黄连消痞丸主治热邪结聚中焦所致之痞满。方中以黄芩、黄连、半夏、生姜辛开苦降、泻热除痞，枳术丸（枳实、白术）健脾调中，猪苓、泽泻、茯苓、陈皮利水渗湿，姜黄行气活血，炙甘草调和诸药。

消痞汤—名木香化滞汤

治因忧气郁结中脘，腹皮里微痛，心下痞满，不思饮食。

枳实炒　当归梢各二分　陈皮　生姜　木香各三分　柴胡四分　炙甘草五分　红花少许　草豆蔻五分　半夏一钱

上为粗末，作一服，水二盏，生姜三片，煎至一盏，食远服，忌酒、湿面。

【精解】消痞汤主治因情志不舒，气滞胃脘所致的心下痞满、不思饮食，方中以柴胡、木香、枳实理气疏肝，生姜、半夏、陈皮、草豆蔻温中健脾祛湿，当归梢、红花活血，炙甘草调和诸药。

【医案举隅】

痞满不适案

患者，女，56岁，2019年8月13日初诊。主诉：反复胃脘胀满1年余。患者餐后和心情不好时胃脘胀满加重，时有堵塞感，嗳气，反酸，纳呆，吃生冷油腻之食物时易腹泻。患者既往多次于某医院就诊，胃镜检查显示"慢性非萎缩性胃炎，HP阳性"，用枸橼酸铋钾、替硝唑、克拉霉素、兰索拉唑、多潘立酮、西沙比利等西药及中药治疗，胃脘胀满无明显改善。刻下症见：疲倦乏力，眠欠佳，大便溏、黏滞难解，舌淡红稍暗，舌边有齿印，苔稍厚腻微黄，脉稍弦细弱。

［辨证］肝郁脾虚，胃失和降。

［治法］疏肝健脾，和胃除痞。方用消痞汤加味。

［处方］柴胡9g，党参9g，白术9g，法半夏9g，蒲公英9g，姜厚朴9g，枳实9g，神曲9g，干姜6g，甘草6g。7剂，水煎，早晚各1次温服。

二诊：2019年8月20日，患者胃脘堵塞感已除，胀满明显减轻，嗳气、反酸减少，纳食、睡眠正常，稍乏力，大便溏烂易解，舌淡红，舌边有齿印，苔稍厚腻，脉细弱稍弦。原方加山药18g，茯苓12g，以加强健脾益气祛湿作用，再服7剂。

三诊：2019年8月27日，诸症悉除，予逍遥丸调理月余以巩固疗效。随访近2年，未见复发。

张蕙缨，张红星，黄彬. 黄彬教授运用消痞汤治疗痞满的经验［J］. 广西中医药，2021，44（06）：37-40.

按语：本案患者胃脘胀满1年余，这是由肝郁脾虚导致中阳不运，脾不升清，胃失和降，而见寒热互结于心下胃脘的痞满病。治疗上全方共奏疏肝健脾、调畅气机、平调寒热、散结消痞之功效。二诊加山药、茯苓健脾益气除湿，三诊后诸症消失，予疏肝健脾逍遥丸口服以巩固疗效。

葶苈[1]丸——名人参顺气饮子

治心下痞，胸中不利。

半夏洗　厚朴炙　石膏　青皮各五分　当归身七分　白豆蔻仁　缩

砂　茵陈酒制　干葛各一钱　炙甘草　羌活　黄芩一半酒洗，一半炒　苦葶苈酒洗，炒　人参　柴胡　独活各三钱

上为细末，汤浸蒸饼和匀，筛子内擦如米大，每服二钱，临卧用一口汤下。

【注释】

［1］葶苈（tíng lì 停立）：十字花科葶苈属一年或二年生草本植物，以种子入药，味辛、苦，性寒。

【精解】本方主治外感风寒，邪气入里，气滞水停，水热互结所致之心下痞满。方中以羌活、独活辛温开表，给邪以出路，柴胡、黄芩和解少阳，葛根、石膏清阳明之热邪，葶苈利水，半夏、砂仁、白蔻仁化湿和中，厚朴、青皮理气，茵陈清热利湿，人参、归身益气养血。

胃脘痛门

【提要】东垣治疗胃脘痛常以温阳散寒、健脾益气、理气活血、祛湿消食为治疗大法，若有外感风寒则兼疏风散寒，常用益智仁、吴茱萸温阳散寒，黄芪、人参、白术益气健脾，青皮、木香、枳壳理气，红花、桃仁、当归活血，半夏、陈皮祛湿，麦蘖面、神曲消食导滞。

草豆蔻丸

治脾胃虚弱而心火乘之，不能滋荣上焦元气，遇冬，肾与膀胱寒水旺时，子能令母实，以致肺金大肠相辅而来，克心乘脾胃，此大复仇也。《经》云：大胜必大复，理之常也。故皮毛、血脉、分肉[1]之间，元气已绝于外，又大寒大燥二气并乘之，则苦恶风寒，耳鸣及腰背相引而痛，鼻息不通，不闻香臭，额寒脑痛，大恶风寒，目时眩，不欲开。腹中为寒水反乘，痰唾沃沫，食则反出，腹中常痛，心胃作痛，胁下缩急，有时而痛，腹不能努，大便多泻而少秘，下气不绝，或腹中鸣，此脾胃虚之至极也。胸中气乱，心烦不安，而为霍乱之渐，咽膈不通，极则噎塞有声，喘喝闭塞，或于日阳处，或于暖室中少缓，口吸风寒之气则复作，四肢厥逆，身体沉重，不能转侧，头不可以回顾，小便溲[2]而时躁，此药主之。秋冬寒凉，大复气之药也。

神曲末　柴胡详胁下痛多少用之　姜黄各四分　当归身　青皮各六分　黄芪　人参　益智仁　吴茱萸汤洗，焙干　陈皮　白僵蚕各八分　泽泻小便数减半　半夏各钱，洗　甘草生六分，熟六分　麦蘖面一钱五分，炒　草豆蔻仁面裹烧

熟为度，一钱四分　桃仁七个，汤浸，去皮尖

上除桃仁别研如泥，余为细末同研匀，汤浸蒸饼为丸，如梧桐子大，每服五七十九，白汤下，食远服。

【注释】

［1］分肉：指肌肉。

［2］溲（sōu）：便溺。

【精解】草豆蔻丸以草豆蔻、陈皮、半夏燥湿健脾，泽泻利水渗湿，姜黄、当归身、桃仁养血活血，姜黄兼助青皮行气，益智仁、吴茱萸温阳散寒，麦蘖面、神曲消食导滞，黄芪、人参益气健脾，柴胡升举清阳，白僵蚕散风祛痰，诸药同用，则胃气得复，痰湿、食积、瘀血、气郁自除。

神圣复气汤

【原文】治复气乘冬，足太阳寒水，足少阴肾水之旺，子能令母实，手太阴肺实反来克土，火木受邪，腰背胸膈闭塞疼痛，善嚏，口中涎，目中泣，鼻中流浊涕不止，或如息肉，不闻香臭，咳嗽痰沫，上热如火，下寒如冰，头作阵痛，目中溜火[1]，视物晾晾[2]，耳聋耳鸣，头并口鼻大恶风寒，喜日晴暖，夜卧不安，常觉痰塞，咽膈不通，口不知味，两胁缩急而痛，牙齿动摇不能嚼物，脐腹之间及尻[3]臀[4]足膝，不时寒冷，前阴冷而多汗，行步欹侧[5]，起居艰难，麻木风痹，小便数，气短喘喝，少气不足以息，遗失无度。及妇人白带，阴户中大痛牵心，面色黧黑，男子控睾[6]，痛牵心腹。或面色如赭，食少，大小便不调，烦心霍乱，逆气里急，腹不能努。或肠鸣，膝下筋急，肩胛大痛，此皆寒水来复火土之仇也。

干姜炮　黑附子炮，各三分　防风　人参　郁李仁另研，各五分　半夏汤洗，研　升麻各七分　藁本　甘草各八分　当归身六分，酒洗　柴胡　羌活各一钱　白葵花五朵，去心剪碎

上件都作一服，水五大盏，煎至二盏，入黄芪一钱，橘红五分，草豆蔻仁一钱，面裹煨熟，同煎至一盏，再入下项药：黄柏三分，酒浸，黄连三分，酒浸，枳壳三分，生地黄三分，酒洗，此四味预一日另用新水浸，又以华细辛二分，川芎细末，三分，蔓荆子三分，作一处浸。此三味并黄柏等，煎正药作一大盏，不去渣，入此所浸之药，再上火同煎至一大盏，去渣，热服，空心。又能治嗌频，嗌唇，嗌舌，舌根强硬等证如神。忌肉汤，及食肉，不助经络中火邪也。大抵肾元与膀胱经中有寒气不足者，并宜服之，于月生、月满时食，隔三五日一服，如病急，不拘时候。

【注释】

[1]目中溜火：眼中冒火。

[2]晄（huāng）：眼目昏暗。

[3]尻（kāo）：屁股。

[4]臀（tún）：古同"臀"。

[5]攲（qī）侧：倾斜，歪斜。

[6]控睾：小肠气之别称。

【精解】神圣复气汤以羌活、藁本、防风、细辛、蔓荆子疏风散邪，干姜、黑附子温中散寒，郁李仁、当归身、生地养血润燥，黄芪、人参益气健脾，升麻、柴胡升提清阳，橘红、草豆蔻燥湿健脾，枳壳、川芎、白葵花理气活血，黄柏、黄连清心肾之火。

麻黄豆蔻丸

治客寒犯胃，心胃大痛不可忍。

木杏　青皮　红花　厚朴各二分　苏木二分　荜澄茄四分　升麻　半夏汤洗　麦蘖面　缩砂仁　黄芪　白术　陈皮去白　柴胡　炙甘草　吴茱萸　当归身各五分　益智仁八分　神曲末二钱，炒　麻黄不去节，三钱　草豆蔻仁五钱

上为细末，汤浸蒸饼为丸，如梧桐子大，每服五十丸，白汤下。或细嚼，汤下亦可。

【精解】麻黄豆蔻丸主治寒邪犯胃所致之胃痛。方中以吴茱萸、益智仁、荜澄茄温阳散寒，红花、归身、苏木养血活血，青皮、木香、厚朴行气止痛，半夏、陈皮、草豆蔻、砂仁燥湿健脾，黄芪、白术补中益气，升麻、柴胡升提清阳，神曲、麦蘖面消食导滞，麻黄解表散寒，炙甘草益气和中兼调和诸药。全方温阳散寒，健脾益气以治其本，理气活血，祛湿消食以治其标，标本兼顾，攻补兼施，则胃痛得止。

酒客病论

【提要】本部分主要论及包括伤于酒食在内的各类伤食，东垣治疗伤食主要根据饮食所伤的类型及时令特点灵活辨证治疗，伤于酒食常采用上中二焦分消其湿的方法，伤于冷物主要用温补脾胃兼以化湿之法，伤于面食常以理气导滞、健脾消食之法，伤于热物常以清热理气和中之法，对于食积胸中，阻滞气机，尺脉不见，常用涌吐之法。

【原文】论酒大热有毒，气味俱阳，乃无形之物也。若伤之则只当发散，汗出则愈矣，此最妙法也。其次莫如利小便，二者乃上下分消其湿，何酒病之有！今之酒病者，往往服酒癥丸，大热之药下之，又有牵牛大黄下之，是无形元气受病，反下有形阴血，乖误甚矣。酒性大热，已伤元气，而复重泻之，况亦损肾水。真阴及有形阴血俱为不足，如此则阴血愈虚，真水愈弱，阳毒之热大旺，反增其阴火，是谓元气消亡，十神何依，折人长命，虽不即死，而虚损之病成矣。《金匮要略》云：酒疸下之，久久为黑疸，慎不可犯此戒，不若令上下分消其湿，当以葛花解醒汤主之。

【精解】本段阐述了李东垣治疗酒病的两大原则，即发汗、利小便，上下分消其湿，代表方剂为葛花解醒汤。东垣反对时医滥用酒癥丸，以下法伤无形元气，损有形阴血。

葛花解醒汤

木香五分　人参去芦　猪苓去黑皮　白茯苓　橘皮各一钱五分　白术　干生姜　神曲炒　泽泻各二钱　莲花青皮三钱　缩砂仁　白豆蔻仁　葛花各五钱

上为极细末，和匀，每服三钱匕[1]，白汤调下。但得微汗，酒病去矣。此盖不得已而用，岂可恃赖日日饮酒，此药气味辛辣，偶因酒病服之，则不损元气，何者，敌酒病故也。若频服之，损人天命。

【注释】

[1] 钱匕：古代量取药末的器具。

【精解】本方主治因饮酒过多而致湿热内积。方中以葛花、生姜辛散发表，使湿邪从上而解，以五苓散去桂枝通利小便，橘皮、砂仁、白蔻仁健脾燥湿，助五苓散化湿浊，青皮、木香调畅气机，气顺则湿浊无所滞留。人参健脾益气，助脾健运，神曲消食导滞。诸药合用，健脾胃，化湿浊，利小便，则酒邪自除。

【医案举隅】

糖尿病案

患者甲，男，48 岁，2020 年 10 月 20 日就诊。

1 年前因饮酒而出现便溏不爽，胃部嘈杂不适。刻下：形体肥胖，面色黧黄偏黑，眼圈发黑，舌绛苔黄腻，脉弱。辅助检查显示：餐前血糖 9.47mmol/L，尿酸 491μmol/L，心房室腔大小正常，左心室收缩功能正常，主动脉瓣少量反流。

［西医诊断］糖尿病。

［中医诊断］消渴。

［辨证］寒湿伤脾，蕴而化热，脾胃湿热熏蒸肝胆。

［治法］温化寒湿、清利湿热、调畅气机。方以葛花解醒汤原方治之。

［处方］豆蔻6g，干姜6g，砂仁6g，陈皮10g，茯苓10g，泽泻10g，葛根20g，六神曲10g，炒白术15g，青皮6g，木香6g，猪苓10g，党参20g。1日1剂，开水冲服（配方颗粒），一次200ml。

服药11剂后，患者面色黯黄好转，大便成形，胃部嘈杂减轻，餐前血糖维持在8.5mmol/L左右，谷丙转氨酶、直接胆红素水平仍高于正常水平。原方基础上加茵陈15g，黄连3g。续服14剂后，餐前血糖维持在6.4~8.7mmol/L，直接胆红素、谷丙转氨酶、尿酸水平均正常。继服14剂善后。后期随访，患者严格遵医指导，配合合理饮食、适当锻炼，并已戒酒，血糖一直维持在正常水平。

李晓玲，吴玉泓，殷银霞. 吴玉泓教授运用葛花解醒汤治疗酒伤类疾病验案三则［J］. 中医临床研究，2022，14（25）：123-125.

按语： 本案中该患者长期应酬饮酒，其面色暗沉黧黑，眼圈发黑，便溏等乃寒湿过盛，伤及脾胃的表现，舌苔黄腻乃寒湿蕴而化热的征象；直接胆红素、谷丙转氨酶等与肝功相关的指标略高于正常水平，乃湿热蕴积脾胃，熏蒸肝胆所致，异常升高的血糖水平乃酒湿伤脾所致，发病的病机总属酒湿伤脾，酒质之寒湿蕴久化热，气机升降失调，蕴塞肝胆，以葛花解醒汤上下分消酒湿热邪，清除脾胃湿热，调畅全身气机，进而疏利肝胆治之。二诊加黄连清热燥湿，助葛花解醒汤清利湿热之功，加茵陈清肝胆湿热。酒湿热邪一清，病邪即祛，诸症好转。

枳术丸

治痞，消食强胃。

枳实麸炒黄色，一两　　白术二两

上为极细末，荷叶裹烧饭为丸，如绿豆一倍大，每服五十丸，白汤下，不拘时候，量所伤多少加减服之。

【精解】本方以白术健脾益气，枳实理气导滞，荷叶升举清气，三药同用以调畅脾胃气机，恢复脾胃正常的运化功能，为东垣调理脾胃的常用方。

【医案举隅】

一、便秘案

关某，女，30岁，大便不畅成球状2年，于2011年5月18日前来求治。患者大便不通畅，成球状2年余，大便1~2日一行，平素食油腻食物稍有缓解，晨起胃中泛酸。近2年来无明显原因出现下颌皮肤颜色暗沉，似片状暗斑。夜间睡眠质量不佳，多梦易醒。舌体胖大色暗红，苔薄白，脉细弦。

［中医诊断］便秘，血瘀质。以理气健脾、活血化瘀为法。

［处方］枳实 20g，生白术 30g，桑椹子 30g，藏红花 1g（泡水另服），经期停药。21 剂，水煎服，日 1 剂。服上方 21 剂后，大便每日可解，便时通畅无球样便。

二诊：2011 年 7 月 6 日，以理气活血化瘀法主治其面部暗斑。

［处方］桑椹子 20g，杏仁 10g，桃仁 10g，玫瑰花 10g，藏红花 1g，生白术 10g，枳壳 10g，泽兰叶 10g。30 剂，水煎服，日 1 剂。

后随访半年，患者又自配该方 20 剂，大便再无不畅之象，面部暗斑渐消。

郑璐玉，杨玲玲，王琦. 王琦教授应用枳术丸治疗功能型便秘的经验探讨［J］. 中医药通报，2012，11（04）：17-19.

按语： 本案患者平素排便不畅，面有瘀斑，这是由脾运失健而致的气血瘀滞，治以枳术丸加减理气健脾，调畅中焦气机，后二诊增加桑椹子、藏红花、桃仁、玫瑰花、泽兰，意在行气、活血、利水以消斑，终获其效。

二、胃痛案

畅某，男，2017 年 6 月 14 日初诊。

胃痛 10 余年，近感胃胀，大便黏滞，咽干，双踝有湿疹，睡眠可，舌暗红，苔白腻，脉双寸弱，关尺虚弦。胃镜（2016 年 10 月 26 日）示：反流性食管炎，萎缩性胃炎。

［中医辨证］中虚邪滞，寒热蕴积，升降失司。

［处方］生白术 15g，炒鸡内金 15g，枳实 9g，全瓜蒌 15g，陈皮 12g，水红花子 15g，姜半夏 9g，黄芩 12g，黄连 3g，干姜 9g，党参 9g，炙甘草 3g，7 剂，每日 1 剂，分早晚。

二诊：2017 年 6 月 22 日，胃胀有好转，咽干同前。

［处方］上方去瓜蒌加桔梗 9g，射干 12g，茯苓 15g，7 剂，每日 1 剂，分早晚。

三诊：2017 年 6 月 29 日，胃胀偶发，便黏，舌暗红，苔白，脉虚弦。

［处方］红参 6g，生白术 15g，高良姜 9g，香附 9g，黄连 3g，射干 12g，炒鸡内金 15g，炙甘草 3g，陈皮 9g，7 剂水冲服，每日 1 剂，分早晚。

后渐加益气健脾之品治疗，共进 30 余剂，药后无不适。

左江涛. 高建忠立足脾胃谈枳术丸运用［J］. 世界最新医学信息文摘，2019，19（20）：230+235.

按语： 本案患者由于脾胃虚弱，导致寒热蕴积于中焦，故见寒热错杂的胃痛胃胀，治疗时先以枳术丸加减，健脾益气升清；取半夏泻心汤平调寒热，再酌加宽中理气消痰之药以消胀除满，随症加减，终获其效。

半夏枳术丸

治因冷物内伤。

半夏汤洗七次，一两　枳实麸炒黄色　白术各二两

上三味为极细末，荷叶裹烧炊饭为丸，如绿豆一倍大，每服五十丸，白汤下，量所伤加减服之。

【精解】本方主治湿邪中阻，阳气内损所致的脾胃疾病，方中在枳术丸的基础上加半夏以温化湿邪，若脾胃阳虚较重，可酌情加干姜等温阳药。

橘皮枳术丸

治元气虚弱，饮食不消，或脏腑不调，心下痞闷。

橘皮　枳实麸炒黄色，各一两　白术二两

上为极细末，荷叶裹烧饭为丸，如绿豆一倍大，每服五十丸，白汤下，量所伤加减服之。

【精解】橘皮枳术丸主治因脾胃虚弱所致饮食难消，心下痞闷等症。本方在健脾益气之枳术丸基础上，加入陈皮以燥湿健脾，调畅气机。

除湿益气丸

治伤湿面，心腹满闷，肢体沉重。

红花三分　萝卜子炒熟，五钱　枳实麸炒黄色　黄芩生用　神曲炒黄色　白术各一两

上同为细末，荷叶裹烧饭为丸，如绿豆一倍大，每服五十丸，白汤下，量所伤加减服之。

【精解】除湿益气丸主治因过食面食而致内伤饮食，积滞化热，湿热内阻之证。方中以白术健脾益气，枳实理气导滞，萝卜子下气祛痰，助枳实理气，神曲消食，黄芩清解内热，红花活血，诸药同用，行气活血与清热燥湿并行，消食导滞与健脾益气同用，则胃气得复，积滞自除。

除湿散

治伤马奶子，并牛羊酪水，一切冷物。

甘草炙　红花各二钱　半夏汤洗七次，三钱　茯苓七钱　干生姜三钱　车前子　泽泻各五钱　神曲炒黄，一两

上为极细末，每服三钱匕，白汤调下，食前。

【精解】除湿散主治因过食生冷所致之冰伏凉遏，痰湿内阻之证。方中以

生姜温化水饮，神曲消食导滞，半夏健脾燥湿，茯苓、泽泻、车前子利水渗湿，使湿邪从小便而解，阳气不宣则气血不通，故以红花活血化瘀，诸药同用，共奏温中化湿、消食健脾、活血化积之功。

升麻黄连丸

治多食肉，口臭不欲闻，其秽恶气使左右不得近。

白檀二钱　生甘草三钱　生姜取自然汁　升麻五钱　莲花青皮五钱　黄连去须，一两　黄芩去腐，酒洗二两

上为极细末，汤浸蒸饼为丸，如弹子大，每服一丸，细嚼，白汤下，食后。

【精解】升麻黄连丸主治因食肉过多而致胃热积滞之证，方中以黄连、黄芩清热泻火，生甘草助芩连清热，升麻引诸药入阳明，白檀芳香理气，去胃中秽恶之气，青皮助白檀理气，生姜温中祛湿，同时防止芩连苦燥伤胃。

上二黄丸

治伤热食痞闷，兀兀[1]欲吐，烦乱不安。

甘草二钱　升麻　柴胡各三钱　黄连酒洗，一两　黄芩二两　一方加枳实五钱

上为细末，汤浸蒸饼为丸，如绿豆大，每服五十丸，白汤下，食远服。

治伤冷饮者，以五苓散每服二钱，三钱匕，加生姜煎服之。

治伤食兼伤冷饮者，煎五苓散送半夏枳术丸。

治伤冷饮不恶寒者，腹中亦不觉寒，惟觉闷，身重食不化者，或小便不利，煎去桂五苓散，依前斟酌服之。

【注释】

[1] 兀兀：昏昏沉沉的样子。

【精解】本方主治过食大热之品所致的恶心欲吐、心中烦乱。方中以黄连、黄芩清上中二焦之热，枳实理气导滞，升麻、柴胡生发脾胃清阳，甘草补益脾气，调和诸药。该方后还列举有伤于冷饮、伤食兼伤冷饮、伤饮不恶寒的相关处方，充分体现了东垣根据饮食所伤的寒热属性灵活论治的特点。

瓜蒂散

上部有脉，下部无脉，其人当吐不吐者死。何谓下部无脉？此谓木郁也。饮食过饱填塞胸中，胸中者，太阴之分野。《经》曰：气口反大于人迎三倍，食伤太阴，故曰：木郁则达之，吐者是也。

瓜蒂　赤小豆各等分

上二味为极细末，每服二钱匕，温浆水调下，取吐为度。

若不至两手尺脉绝无，不宜便用此药，恐损元气，令人胃气不复。若止是胸中窒塞闷乱不通，以指探去之，如不得吐者，以物探去之，得吐则已。如食不去，用此药吐之，解云：盛食填塞于胸中为之窒塞，两寸脉当主事，两尺脉不见，其理安在？胸中有食，故以吐出之。食者，物也。物者，坤土也，是足太阴之号也。胸中者，肺也，为物所填。肺者，手太阴金也。金主杀伐也，与坤土俱在于上，而旺于天。金能克木，故肝木生发之气伏于地下，非木郁而何。吐去上焦阴土之物，木得舒畅，则郁结去矣。食塞于上，脉绝于下，若不明天地之道，无由达此至理。水火者，阴阳之征兆，天地之别名也。故曰：独阳不生，独阴不长。天之用在于地下，则万物生长矣；地之用在于天上，则万物收藏矣，此乃天地交而万物通也，此天地相根之道也。故阳火之根本于地下，阴水之源本于天上，故曰：水出高源。故人五脏主有形之物，物者阴也。阴者水也，右三部脉主之，偏见于寸口。食塞其上，是绝五脏之源，源绝则水不下流，两尺竭绝，此其理也，何疑之有？假令所伤前后不同以分为率，伤热物二分，伤生冷硬物一分，用寒药三黄丸二停，热药巴豆三棱丸一停，合而服之。如热物伤少，而寒物伤多，则寒药少而热药多也。假令夏月大热之时，伤生冷硬物，当用热药巴豆三棱丸治之，须加三黄丸，谓天时不可伐[1]，故加寒药以顺时令。若热物只用三黄丸，何谓？此三黄丸时药也。假令冬天大寒之时，伤羊肉湿面等热物，当用三黄丸治之，须加热药少许，草豆蔻丸之类是也，为引用又为时药。经云：必先岁气，无伐天和，此之谓也。余皆仿此。

【注释】

[1] 伐：除去。

【精解】瓜蒂散主治饮食过饱，肝气被郁所致的胸中痞闷。方中以瓜蒂、赤小豆两味以涌吐法祛邪以宽胸，畅达肝气，取"在上者因而越之"及"木郁达之"之意。

消渴门

【提要】本部分主要阐述消渴治法及方剂，共载七方。东垣在论治中除注重白虎汤加减及其他清热泻火养阴药的运用外，还十分注重风药的运用，风药可助气津上行，以促进津液输布。

消渴论

《阴阳别论》云：二阳结，谓之消。《脉要精微论》云：瘅[1]成为消中[2]。夫二阳者，阳明也。手阳明大肠主津，病消则目黄口干，是津不足也；足阳明胃主血，热则消谷善饥，血中伏火，乃血不足也。结者，津液不足，结而不润，皆燥热为病也。此因数食甘美而多肥，故其气上溢，转为消渴，治之以兰[3]，除陈气也，不可服膏粱芳草石药，其气剽悍，能助燥热也。越人云：邪在六腑则阳脉不和，阳脉不和则气留之，气留之则阳脉盛矣，阳脉大盛则阴气不得营也，故皮肤肌肉消削是也。经云：凡治消瘅、仆击[4]、偏枯[5]、痿厥[6]，气满发逆，肥贵人则膏粱之疾也。岐伯曰：脉实病久可治，脉弦小坚，病久不可治。

后分为三消，高消者，舌上赤裂，大渴引饮。《气厥论》云：心移热于肺，传于膈消者是也。以白虎加人参汤治之。中消者，善食而瘦，自汗，大便硬，小便数。叔和云：口干饶饮水，多食亦饥，虚瘅成消中者是也，以调胃承气、三黄丸治之。下消者，烦躁引饮，耳轮焦干，小便如膏。叔和云：焦烦水易亏，此肾消也，以六味地黄丸治之。

《总录》所谓：末传能食者，必发脑疽[7]背疮；不能食者，必传中满鼓胀，皆谓不治之证。洁古老人分而治之，能食而渴者，白虎加人参汤；不能食而渴者，钱氏方白术散倍加葛根治之。上中既平，不复传下消矣。前人用药厥有旨哉。

或曰：末传疮疽者何也？此火邪胜也。其疮痛甚而不溃，或赤水者是也。经云：有形而不痛，阳之类也，急攻其阳，无攻其阴，治在下焦，元气得强者生，失强者死。末传中满者何也？以寒治热，虽方士不能废其绳墨而更其道也。然脏腑有远近，心肺位近，宜制小其服；肾肝位远，宜制大其服，皆适其至所为故。如过与不及，皆诛罚无过之地也。如高消、中消，制之太急，速过病所，久而成中满之病，正谓上热未除，中寒复生者也。非药之罪，失其缓急之制也。处方之制，宜加意焉。

【注释】

[1]瘅（dān 单）：湿热。

[2]消中：即中消，是消渴病根据病位、病机及症状之不同之称谓，消中属胃热而名中消。

[3]兰：芳香药物"佩兰"。

［4］仆击：突然仆倒的病症，即卒中。

［5］偏枯：又名偏风，亦称半身不遂。

［6］痿（wěi 伟）厥：痿弱气逆。

［7］脑疽（jū 居）：指生于脑后项部的有头疽。

【精解】本部分主要阐述消渴的病因、病机及治法。消渴多因饮食肥甘厚腻之品而致内生湿热，故出现消谷善饥、目黄口干等症。消渴分为上中下三消，上消以白虎加人参汤治之，中消以调胃承气、三黄丸治之，下消以六味地黄丸治之。此外，张洁古论治消渴则根据能食与否分而治之。由此可见，金元时期对消渴已经有了系统的认识。最后，该篇论述了消渴所致的疮疽、中满之证的治法，强调治法缓急、制方大小之重要。

和血益气汤

治口干，舌干，小便数，舌上赤脉，此药生津液，除干燥，生肌肉。

柴胡　炙甘草　生甘草此味治口干舌干也　麻黄根各三分　酒当归梢四分酒知母　酒汉防己　羌活各五分　酒生地黄七分　升麻一钱　杏仁　桃仁各六个红花少许　酒黄连八分，治舌上赤脉也　石膏六分，治小便赤色　酒黄柏一钱

上㕮咀，都作一服，水二大盏，煎至一盏，去渣，温服，忌热湿面、酒、醋等物。

【精解】本方主治阴虚火旺，热盛伤津所致的消渴，方中以黄柏、知母滋肾水以治其本，黄连苦寒清热，尤清心火，治舌上赤脉，石膏甘寒泻火，汉防己清热利水二药相合，治小便赤色，生甘草助诸凉药清热，生地、杏仁养血润燥，当归梢、桃仁、红花活血，养血药与活血药联用则和血之力尤著。柴胡、升麻、羌活诸风药升举清阳，使津液上达于口，麻黄根收涩敛阴，使阴不外泄，炙甘草调和诸药。

当归润燥汤

治消渴，大便闭涩，干燥结硬兼喜温饮，阴头退缩，舌燥口干，眼涩难开，及于黑处见浮云。

细辛一分　生甘草　炙甘草各三分　柴胡七分　熟地黄三分　黄柏　知母石膏　桃仁泥子　当归身　麻子仁　防风　荆芥穗各一钱　升麻一钱五分红花少许　杏仁六个　小椒三个

上㕮咀，都作一服，水二大盏，煎至一盏，去渣，热服，食远，忌辛热物。

【精解】当归润燥汤以黄柏、知母、石膏、生甘草清热泻火，熟地、归身、杏仁、桃仁、红花、炙甘草和血润燥，细辛、防风、荆芥穗、小椒、升

麻、柴胡引药上行，麻子仁润燥通便。

生津甘露汤——名清凉饮子

治消中，能食而瘦，口舌干，自汗，大便结燥，小便频数。

升麻四分　防风　生甘草　汉防己　生地黄各五分　当归身六分　柴胡　羌活　炙甘草　黄芪　酒知母　酒黄芩各一钱　石膏　酒龙胆草　黄柏各一钱五分　红花少许　桃仁五个　杏仁十个

上㕮咀，都作一服，水二盏，酒一匙，煎至一盏，稍热服，食远服。

【精解】生津甘露汤主治胃热炽盛之中消，方中以黄柏、知母、石膏、黄芩、龙胆草、汉防己、生甘草清热泻火，生地、归身、杏仁、红花、桃仁养血活血，黄芪益气固表止汗，以解除患者"自汗"，同时助养血药益气生血，防风、羌活、升麻、柴胡引诸药上行。

辛润缓肌汤（一名清神补气汤）

前消渴证才愈，止有口干，腹不能努[1]，此药主之。

生地黄　细辛各一分　熟地黄三分　石膏四分　黄柏酒制　黄连酒制　生甘草　知母各五分　柴胡七分　当归身　荆芥穗　桃仁　防风各一钱　升麻一钱五分　红花少许　杏仁六个　小椒二个

上㕮咀，都作一服，水二大盏，煎至一盏，食远服，稍热服之。

【注释】

[1]努：用力。

【精解】辛润缓肌汤主治消渴初愈，仍津液不足而出现口渴等症。本方在当归润燥汤的基础上，去炙甘草，加黄连、生地，同时将黄柏、石膏、知母减量，使清热之力减而滋阴之力增。

甘草石膏汤

渴病久愈，又添舌白滑微肿，咽喉咽津觉痛，嗌[1]肿，时时有渴，喜冷饮，口中白沫如胶。

生地黄　细辛各一分　熟地黄　黄连各三分　甘草五分　石膏六分　柴胡七分　黄柏　知母　当归身　桃仁炒，去皮尖　荆芥穗　防风各一钱　升麻一钱五分　红花少许　杏仁六个　小椒二个

上药为麻豆大，都作一服，水二盏，煎至一盏，食后温服。

【注释】

[1]嗌（yì易）：咽喉。

【精解】甘草石膏汤主治消渴痊愈后仍有余热煎灼津液，故出现时时口渴，喜冷饮，口中白沫如胶等症。方剂组成与辛润缓肌汤无异，只是在用量上

有所变化，黄连用量稍减少，石膏、知母、黄柏用量增加，故清热之力更著。

甘露膏 一名兰香[1]饮子

治消渴，饮水极甚，善食而瘦，自汗，大便结燥，小便频数。

半夏二分，汤洗　熟甘草　白豆蔻仁　人参　兰香[1]　升麻　连翘　桔梗各五分　生甘草　防风各一钱　酒知母一钱五分　石膏三钱

上为极细末，汤浸蒸饼和匀成剂，捻作薄片子，日中晒半干，擦碎如米大，每服二钱，淡生姜汤送下，食后。

【注释】

[1] 兰香：辛，平，气味清香，生津止渴，润肌肉，治消渴胆瘅。

【精解】甘露膏主治消渴之消中症，方中以石膏、知母、连翘、生甘草清热养阴，配合人参、炙甘草以益气生津，升麻、桔梗、防风升提清阳，白蔻仁、半夏、兰香助脾运湿，该方后注明"淡生姜汤送下"，盖患者"饮水极甚"，生姜可助水湿运化。

生津甘露饮子

治消渴上下齿皆麻，舌根强硬肿痛，食不能下，时有腹胀，或泻黄如糜，名曰飧泄。浑身色黄，目睛黄甚，四肢痿弱，前阴如冰，尻臀腰背寒，面生鼾色，胁下急痛，善嚏，喜怒，健忘。

藿香二分　柴胡　黄连　木香各三分　白葵花　麦门冬　当归身　兰香各五分　荜澄茄　生甘草　山栀子　白豆蔻仁　白芷　连翘　姜黄各一钱　石膏一钱二分　全蝎二个，去毒　炙甘草　酒知母　升麻　人参各二钱　桔梗三钱　杏仁去皮　酒黄柏各一钱五分

上为细末，汤浸蒸饼和匀成剂，捻作片子，日中晒半干，擦碎如黄米大，每服二钱，津唾下，或白汤送下，食远服。

【精解】生津甘露饮子主治阳明、三焦热甚所致的消渴。因患者阳明经热甚，故"上下齿皆麻，舌根强硬肿痛"，因湿热阻于三焦，故"浑身色黄，目睛黄甚"，方中以黄连、连翘、山栀子、石膏、知母、黄柏、麦冬清泻阳明、三焦之火，湿热伤阴，故方中以人参、麦冬益气养阴，因患者"前阴如冰，尻臀腰背寒"兼"善嚏"，故方中以全蝎祛风通络，白芷助全蝎疏风散寒，桔梗、杏仁开宣肺气，盖肺主皮毛，肺得宣降则"善嚏"症状可得缓解。因患者有食后腹胀、大便色黄不成形等中焦湿热、气机不畅症状，故方中以藿香、兰香、木香、白蔻仁、荜澄茄行气化湿以醒脾，因患者"面生鼾色，胁下急痛"，故以柴胡、当归、姜黄、白葵花疏肝行气，活血止痛。生甘草、炙甘草联用补益气血而不过于温燥，同时调和诸药。

眼耳鼻门

【提要】本部分重点论述东垣治疗眼病的理论及方剂，耳、鼻相关论治比重较少。在眼病的治疗中，东垣以调理脾胃、养血安神为大法，坚持内治法与外治法结合，重视风药、益气升提药、清热药、滋阴养血药的运用。在耳鼻病治疗中，东垣也十分重视风药、益气升提药的运用。

诸脉者皆属于目论

《五脏生成篇》云：诸脉者皆属于目，目得血而能视。五脏六腑精气，皆上注于目而为之精。精之窠[1]为眼，骨之精为瞳子，筋之精为黑眼，血之精为络，其窠气之精为白眼，肌肉之精则为约束，裹撷筋骨、血气之精而与脉并为系，上属于脑，后出于项中。故邪中于项，因逢其身之虚，其入深则即随眼系入于脑，则脑转，脑转则引目系急，目系急则目眩以转矣。邪中其精，其精所中不相比也，则精散，精散则视歧[2]，故见两物。目者，五脏六腑之精，荣卫魂魄之所常营也，神气之所主也，故神劳则魂魄散，志意乱。是故瞳子黑眼发于阴，白眼赤脉发于阳，故阴阳合传而为精明也。目者，心之使也，心者，神之舍也，故神精乱而不转，卒然见非常之处，精神魂魄，散不相得，故曰惑也。

夫十二经脉，三百六十五络，其血气皆上走于面而走空窍，其清阳气上散于目而为精，其气走于耳而为听。因心事烦冗，饮食失节，劳役过度，致脾胃虚弱，心火大盛，则百脉沸腾，血脉逆行，邪害空窍，天明则日月不明矣。夫五脏六腑之精气，皆禀受于脾，上贯于目。脾者，诸阴之首也。目者，血脉之宗也。故脾虚则五脏之精气皆失所司，不能归明于目矣。心者，君火也，主人之神，宜静而安，相火化行其令。相火者，包络也，主百脉，皆荣于目。既劳役运动，势乃妄行，又因邪气所并，而损血脉，故诸病生焉。凡医者，不理脾胃及养血安神，治标不治本，是不明正理也。

【注释】

[1] 窠：空也，穴中曰窠，在此指精汇聚之处。

[2] 视歧：歧，不相同，不一致。视歧，在此指视物有重影。

【精解】目是全身血脉精气汇聚之地，故曰"五脏六腑精气皆上注于目而为之精"，李东垣认为五脏六腑之精气上注需要依靠脾之运化转输，"夫五脏六腑之精气，皆禀受于脾，上贯于目"，他强调了脾胃健运则化源充足，精气上输于目则目明。同时，他也强调血对于目之重要性，"心事繁冗，饮食失节，劳役过度"不仅伤脾，且耗伤阴血，损伤心神，易致心火上泛，而心主血脉，心火太盛易致气血逆乱，不能上荣于目，最终导致邪害空窍，目昏不明。故东垣在篇末总结道"凡医者，不理脾胃及养血安神，治标不治本，是不明正理也"。

内障眼论

凡心包络之脉，出于心中，以代心君之行事也，与少阳为表里。瞳子散大者，少阴心之脉挟目系，厥阴肝之脉连目系，心主火，肝主木，此木火之势盛也。其味则宜苦、宜酸、宜凉，大忌辛辣热物，以助木火之邪也。饮食中常知此理可也。夫辛主散，热则助火，故不可食。诸酸主收心气，泻木火也；诸苦泻火热，则益水也。尤忌食冷水大寒之物，此则能损胃气，胃气不行，则元气不生，元气不生，胃气下流，胸中三焦之火及心火乘于肺，上入脑灼髓。火主散溢，瞳子开大，大热之物，又助火邪，此盖不可食，验也。药中云：茺蔚子一味辛，及主益睛。辛者，是助火也，故去之。乃加黄芩，黄连泻中焦之火，芩能泻上焦肺中之火，以酒洗之，乃寒因热用也。又去青葙子，为助阳火也。加五味子，以收瞳仁开大。且火之与气，势不两立，故《内经》曰：壮火食气，气食少火；少火生气，壮火散气。诸酸之物，能助元气，孙真人云：五月常服五味，助五脏气，以补西方肺金。法云：以酸补之，以辛泻之，辛泻气则明矣。或曰：药中有当归，其味亦辛而甘，其不去者何？此辛甘一味，以其和血之圣药，况有甘味，又欲以为向导，为诸药之使耳。

【精解】本段主要论述瞳子散大的病机及治法，东垣认为瞳子散大与心肝火旺有密切联系，在治疗上应多用味苦、酸，性凉之药，忌用辛辣热物"助木火之邪"，忌用冷水大寒之物"损胃气"。东垣尤为推崇使用五味子，认为五味子"收瞳仁开大"。与此同时，东垣认为应使用当归以辛甘和血。

芎辛汤

治两眼昼夜隐涩难开，羞明恶日，视物昏暗，赤肿而痛。

细辛二分　芎劳　蔓荆子各五分　甘草　白芷各一钱　防风一钱五分

上㕮咀，都作一服，水二盏，煎至一盏，临卧温服。

【精解】芎辛汤主治视物昏暗，两目赤肿，隐涩难开。方中防风用了一钱五分，王好古在《汤液本草》中引用李东垣对防风的阐释，"《象》云：治风通用，泻肺实，散头目中滞气，除上焦风邪之仙药也"。此外，白芷散阳明之风，细辛散少阴之风，川芎散少阳之风，蔓荆子散太阳之风，张元素在《医学启源》中引用《主治秘要》对蔓荆子的阐释，言其"主目睛内痛"。全方用大队散诸经风邪之药，使药力上达头面，适合由于风邪上扰空窍，出现目肿、头痛等症的患者。

【医案举隅】

瘀血偏头痛案

高某，男，53岁。于1987年5月16日以"前额，右颞部针刺样痛19年，加重5天"主诉就诊。自述于19年前太阳下站立3小时后以冷水冲头，随感头痛不适，后凡受凉、疲劳、饥饿、烈日暴晒即诱发头痛，轻者服安乃近后缓解，重者头痛欲裂，头晕呕吐，烦躁不安，曾到多家医院诊治，未发现器质性病变，以"神经性头痛"为诊断服用多种药物，疗效不佳。此次发作伴头晕呕吐，视物昏花，纳眠均差，舌质淡，苔白，脉沉细。

[辨证] 寒凝血瘀，脑窍闭阻。

[治法] 散寒化瘀，通窍止痛。方用芎辛汤加减。

[处方] 川芎10g，白芷10g，延胡索10g，牛蒡子10g，半夏10g，细辛3g，丹参15g，桃仁12g，红花12g。每日1剂，水煎服。

二诊：药进3剂，头痛略减。守方继进6剂，头痛缓解，夜能入睡，但不能久读书报，上方加菊花15g，石决明18g，又进9剂诸症消失。

随访：次年又进初诊方6剂，以巩固疗效。随访3年，头痛未再复发。

史锡岩，周向阳. 加味芎辛汤辨治偏头痛验案举隅 [J]. 国医论坛，1992（01）：17.

按语：本案头痛为冷水冲头后寒凝血瘀之头痛，治疗以温通散寒止痛为主，采用芎辛汤加减，方中配合通窍化瘀之品，复诊再酌加清利头目之药，服后痛减取效。

碧天丸一名井珠丸

治目疾累服寒凉药不愈，两眼蒸热，如火之熏，赤而不痛，满目红丝，血脉贯睛，瞽闷[1]昏暗，羞明畏日；或上下睑赤烂，或冒风沙而内外眦皆破，洗之神效。

枯白矾二分　铜绿七分，研　瓦粉炒黑，一两

上先研白矾、铜绿令细，旋旋入粉同研匀，热水和之，共为一百丸。

每用一丸，热汤半盏，浸一二个时辰，洗至觉微涩为度，合半时辰许，临卧洗之，瞑目便睡。一丸可洗十遍，再用汤内坐令热。此药治其标，若里实者不宜用。

【注释】

[1] 瞆（kuì 溃）闷：烦闷。

【精解】碧天丸主治因久服寒凉药损伤脾胃中阳而目疾未愈者，故东垣以外洗方来治疗，以免加重脾胃阳气的耗损。白矾在《本草崇原集说》有记载"以水煎石，其色光明，其性本寒，故治目痛"。铜绿在李时珍的《本草纲目》中载有"铜青乃铜之液气所结，酸而有小毒，能入肝胆，故吐利风痰，明目杀疳，皆肝胆之病也"，瓦粉为蚶科动物毛蚶、泥蚶或魁蚶的贝壳，具有消痰化瘀、软坚散结、制酸止痛的功效，全方共奏清热解毒、散结明目之功。

广大重明汤

治两目睑赤烂，热肿疼痛，并稍赤，及眼睑痒痛，抓之至破；眼弦生疮，目多眵泪，隐涩难开。

龙胆草　防风　生甘草　细辛各一钱

上剉如咀，内甘草不剉，只作一锭。先以水一大碗半，煎龙胆一味，至一半，再入余三味，煎至少半碗，滤去渣，用清带热洗。以重汤坐令热，日用五七次，但洗毕，合眼一时。去胬肉[1]泛长及痒亦验。

【注释】

[1] 胬（nǔ 努）肉：眼球结膜增生而突起的肉状物。

【精解】广大重明汤主治肝热导致的两目赤肿，眼睑溃烂，对于胬肉攀睛及目痒亦有效。方中以龙胆草清肝胆之湿热，生甘草清热解毒，防风、细辛性味发散，使药力上达头面，防风"疗风通用，泻肺实，散头目中滞气"，细辛祛风，诸药同用，共奏祛风清热之功。

【医案举隅】

过敏性眼睑皮炎案

王某，45 岁，干部，出差使用宾馆洗发液洗头，次日双眼睑红肿奇痒，静脉滴注抗生素 2 天无效来诊。检查：双眼睑皮肤肿胀，粗糙起皱，并有丘疹，睑缘潮红，结膜轻度充血，角膜（—），身体皮肤正常，用广大重明汤加荆芥、蝉蜕煎汁湿敷 4 天，双睑皮肤正常，自觉症状消失。

卞玉蓉，卞善全．广大重明汤湿敷治疗过敏性眼睑皮炎 46 例 [J]．中医外治杂志，2001（06）：47．

按语：本案属过敏性眼睑皮炎，中医辨证为肝经风热上攻，治以广大重明汤清肝热、疏散头目，并加荆芥、蝉蜕等风药着重清散头风，外敷使药力直达病所，最终获效。

百点膏

张济氏眼病翳六年，以至遮瞳仁，视物不明，有云气之状，因用此药而效。

蕤仁去皮尖，三分　当归身　甘草各六分　防风八分　黄连拣净，二钱，剉如麻豆大，水一大碗，煎至少半入药

上件剉如麻豆大，蕤仁别研如泥，同熬至滴在水中不散，入去沫蜜少许，再熬少时为度。令病人心静点之，至目中微痛，日用五七次，临卧点尤疾效。名之曰百点膏，但欲多点，使药力相继也。

【精解】百点膏主治久病阴血亏耗所致视物不明，方中以蕤仁滋阴，以当归身养血，防风疏散头目风邪，同时使药力上达头面，甘草调和诸药，黄连清泻心火及中焦之火，盖火性炎上，易伤津致目失濡润，五药合用，共奏降火滋阴、疏风清热之功。

选奇汤

治眉骨痛不可忍。

炙甘草夏月生用　羌活　防风各三钱　酒黄芩一钱，冬月不用此一味，如能食，热痛，倍加之

上㕮咀，每服五钱，水二盏，煎至一盏，去渣，食后服之。

【精解】本方主要用治风热上攻所引起的眉棱骨疼痛，方中以羌活、防风疏风散邪，黄芩清上焦之热，《医学启源》谓黄芩"治肺中湿热，疗上热目中肿赤"，酒制后上达头面之力更效。明代傅仁宇在《审视瑶函》中提到眉骨痛时强调"其谓风症，亦火之所致，热甚生风是也"，其所创制的驱风上清散，即是在此方的基础上加味而成。

【医案举隅】

面瘫、带状疱疹、耳鼓膜穿孔案

赵某，女，44 岁。初诊：2014 年 8 月 20 日。

［主诉］左面瘫伴左面部、耳部疼痛 20 天。

［现病史］患者于 20 天前出现左口眼㖞斜伴面部及耳前红肿疼痛，并见少许丘疹，经西医治疗效果不明显，转中医治疗。

［证候］左口眼㖞斜，面部红肿疼痛，见少许丘疹，咽痛，纳差，便秘，脉滑舌红苔黄。

［辨证分析］风邪中络，热邪内蕴。

［治法］疏风通络兼清内热。

［处方］选奇汤合牵正散化裁。羌活 10g，秦艽 15g，防风 10g，黄芩 10g，僵蚕 10g，全蝎 6g，白附子 6g，牛蒡子 10g。水煎服，1 剂 / 天，分 2 次服。

二诊：2014 年 8 月 25 日，口眼㖞斜明显减轻，面及耳部疼痛减轻，仍有咽痛，食可便调，脉滑舌红苔黄。某部队医院耳纤维内镜检查，左耳耳甲腔红肿，外耳道深部见霉菌性脓性分泌物，鼓膜充血，鼓膜紧张部后上象限小穿孔。耳带状疱疹（左）、霉菌性外耳道炎（左）、化脓性中耳炎（左）。

［辨证分析］风邪稍疏，热毒内蕴。

［治则］清热解毒兼以疏风通络。

［处方］普济消毒饮合选奇汤化裁。秦艽 15g，羌活 10g，防风 10g，黄芩 10g，牛蒡子 10g，川连 8g，生甘草 10g，桔梗 10g，板蓝根 10g，升麻 10g，连翘 10g，陈皮 10g，僵蚕 10g，马勃 10g，柴胡 6g，竹叶 10g，薄荷（后下）6g，水煎服，1 剂 / 天，分 2 次服，每周服 6 剂。

三诊：2014 年 9 月 12 日，服上方 1 周诸症明显减轻，2014 年 9 月 5 日复查耳纤维内镜报告示：右耳鼓膜未见异常，左耳带状疱疹治疗后，外耳道净、鼓膜完整。除稍有左耳不适外，余无明显症状，脉滑，舌红苔薄黄。

［处方］仍服上方 1 周，服药后诸症若失，以上方加蝉蜕 10g，赤芍 10g 巩固之，随访至 2015 年 1 月底，病未再发。

霍炳杰，常靓，李建波. 刘亚娴活用选奇汤验案举隅［J］. 辽宁中医杂志，2016，43（07）：1484-1485.

按语：本案为风邪中络，气血阻滞而化内热之面瘫、疱疹，治疗上首当治风，以选奇汤合牵正散疏风通络，兼清里热，再酌加清利头目之品，使经络得舒；后复诊增加清热解毒之力，以普济消毒饮合选奇汤，疱疹及鼓膜问题随之而解。

神效明目汤

治眼棱紧急，致倒睫拳毛，及上下睑皆赤烂，睛疼昏暗，昼则冷泪常流，夜则眼涩难开。

细辛二分　蔓荆子五分　防风一钱　葛根一钱五分　甘草二钱　一方加黄芪一钱

上㕮咀，作一服，水二盏，煎至一盏，去渣，稍热，临卧服。

【精解】神效明目汤主治由于脾胃虚弱元气不足、风热上攻头目而出现的目睑赤烂、睛疼昏暗等症。方中以细辛、蔓荆子、防风、葛根疏风，同时使药力上达头面，甘草、黄芪补益中气，达到补脾胃、益元气的功效，只有元气充足，才能上达头目。

羌活退翳膏一名复明膏

治足太阳寒水，膜子遮睛，白翳在上，视物不明。

椒树东南根二分，西北根二分　藁本　汉防己各二分　黄连　防风　麻黄去根节　柴胡　升麻　生地各三分　羌活七分　生甘草四分　当归身六分　蕤仁六个

上用净水一大碗，先煎，汉防己、黄连、生甘草、当归、生地黄煎至一半，下余药，再煎至一盏，去渣，入银石器中再熬之，有力为度。

【精解】羌活退翳膏主治因寒邪侵袭太阳经而导致翳膜遮睛的病症。方中以藁本、防风、麻黄、羌活疏散太阳经寒邪，防己利水祛风，椒树根驱散湿邪，黄连清上中二焦火热，生地、当归身、蕤仁滋阴养血，柴胡、升麻升提，使药力上达头面。全方以疏散太阳寒邪为主，兼养血明目，配合升举之品使邪得散，目得养。

明目细辛汤

治两目发赤微痛，羞明畏日，怯风寒，怕火，眼睫成纽，眵糊多，隐涩难开，眉攒[1]肿闷，鼻塞涕唾稠黏，大便微硬。

川芎五分　生地黄酒制　蔓荆子各六分　当归梢　白茯苓　藁本各一钱　荆芥一钱二分　防风二钱　麻黄根　羌活各三钱　细辛少许　红花少许　椒八个　桃仁二十个

上㕮咀，分作四服，每服水二盏，煎至一盏，去渣，稍热，临卧服之，忌酒、醋、湿面。

【注释】

[1] 攒（cuán）：聚拢。

【精解】方中以川芎、蔓荆子、藁本、荆芥、防风、羌活、细辛、蜀椒疏散头面邪，同时使药力上达头面，酒制生地养阴，除了常用的风药、养阴药外，该方中还加入了红花、桃仁活血化瘀，盖邪气侵袭血脉导致血脉不通，不通则痛，故病人两目发赤微痛，同时该病人有"大便微硬"的情况，故以桃仁润肠通便。此外，针对患者"怯风寒"的症状，方中还加入了麻黄根三钱以发挥其敛汗固表的功效，防止诸风药疏散太过出现表虚更甚的情况。

【医案举隅】

羞明案

某，男，41岁，1993年9月10日初诊。

右眼羞明赤痛1个月，1个月前觉右眼痒涩羞明，并见气轮深部充血，色呈紫瘀，经点金霉素眼膏无好转，并感头痛、流泪、右眼痒涩且怕光加重。检查：右眼白睛内侧可见暗紫血筋，呈结节隆起，风轮检查无异常。双眼视力均

正常。苔薄白，脉浮滑。

［诊断］右眼火疳。

［辨证］风寒束肺，肺失宣通、久郁化火，火燥血热。

［治宜］宣通肺窍、散寒明目、益阴降火。

［处方］生麻黄6g，细辛3g，荆芥9g，防风6g，藁本6g，蔓荆子6g，川芎10g，当归身10g，云苓15g，生地18g，菊花10g，密蒙花12g，谷精草12g，桔梗6g，甘草6g，4剂。

气轮血筋大散，羞明流泪、痒涩基本消失，守前方续进4剂而愈。

葛文相. 明目细辛汤加减治疗羞明症［J］. 现代中西医结合杂志，1999（07）

按语：本案羞明赤痛乃由风寒束表，日久化热引发，故治疗选用明目细辛汤，先以麻黄、荆芥、防风、藁本等风药，祛风解表散寒，再增加活血化瘀、清利头目之品兼清内热，如此服后获效。

复明散

治内障。

青皮三分 橘皮 川芎 苍术各五分 炙甘草 生地黄 连翘 柴胡各一钱 黄芪一钱五分 当归身二钱

上剉如麻豆大，都作一服，水二大盏，煎至一盏，去渣，稍热服之，食后，忌酒、醋、湿面、辛热、大料物之类。

【精解】复明散主治因气血亏虚，清阳不能上达头面而导致的内障，方中以黄芪一钱五分，当归身二钱，炙甘草一钱，生地一钱，川芎五分补气和血、养阴生津，青皮、橘皮、苍术健脾燥湿，连翘清热散结，柴胡升提清阳，诸药同用，共奏滋阴养血、益气升提、清热散结之功。

【医案举隅】

玻璃体混浊案

刘某，男，47岁，1994年8月14日就诊。

［主诉］2个月前因左眼有蝇翅阳暗影漂浮，眼内干涩，视力明显下降，头晕等，在某医院诊断为玻璃体混浊，治疗效果欠佳。诊时检查：视力右1.2，左0.1，外眼端好，左眼玻璃体有一蝌蚪大小灰白色浑浊。形体偏瘦，舌红苔薄微黄腻，脉细弦。

中医诊断为云雾移睛。证属肝肾亏损，湿热上扰，神膏瘀滞。口服复明散10天后症状消失，右眼视力1.2，左眼视力0.8。眼底检查玻璃体混浊基本消失。再服药10天，患者左眼视力上升到1.2，检查玻璃体混浊消失而愈。

贺育民. 复明散 3 号方治疗玻璃体浑浊 120 例临床观察［J］. 湖北中医杂志，1996（04）：20.

按语： 本案视力受损问题是由气血亏虚，不能濡养眼目所致，治疗选用复明散补益气血，升提清阳，使头目得养，得以取效。

助阳和血汤

治眼发之后，微有上热，白睛红，隐涩难开，睡多眵泪。

蔓荆子二分　香白芷三分　柴胡　黄芪　炙甘草　当归身酒洗　防风各五分　升麻七分

上㕮咀，都作一服，水一盏半，煎至八分，去渣，稍热服，临卧，避风寒处睡。

【精解】助阳和血汤主治风热上攻目系而导致白睛红、隐涩难开等症状，方中以防风、白芷、蔓荆子疏散头面风邪，黄芪、炙甘草、当归身益气养血，柴胡、升麻引药上行，全方用药轻灵，扶正而无闭门留寇之患。

吹云膏

治目中泪及迎风寒泣，羞明畏日，常欲闭目，喜在暗室，塞其户牖，翳膜岁久遮睛，此药多点神验。

细辛一分　升麻　蕤仁各三分　青皮　连翘　防风各四分　柴胡五分　生甘草　当归身各六分　生地黄一钱五分　拣黄连三钱　荆芥穗一钱，微取浓汁

上㕮咀，除连翘外，用澄清净水二碗，先熬余药至半碗，入连翘同熬，至一大盏许，去渣，入银石器内，文武火熬，滴入水成珠，不散为度，入炼，去沫，熟蜜少许，熬匀用之。

【精解】吹云膏主治因风热侵袭头面而出现的迎风流泪、羞明畏日、翳膜遮睛等症状。方中以荆芥穗一钱、细辛一分、防风四分疏散风邪，青皮行气散结，升麻、柴胡引药上行头面，黄连、连翘清心火，生甘草清热解毒，黄连、连翘、生甘草三药清上炎之火以敛心神，蕤仁、当归身、生地滋阴养血，防止火热伤阴。值得注意的是，吹云膏为外用膏方，方中详细介绍了膏方熬制的方法及收膏后所要达到的效果，体现了东垣治疗眼病之治法的多样化。

防风饮子

治倒睫拳毛[1]。

细辛　蔓荆子各三分　葛根　防风各五分　当归身七分半　炙甘草　黄连　人参各一钱

上剉如麻豆大，都作一服，水二盏，煎至一盏，食远服，避风寒。

【注释】

[1] 倒睫拳毛：是指睫毛向后方生长，以致触及眼球的不正常状况。

【精解】防风饮子主治倒睫拳毛，方中以炙甘草、人参各一钱补气益卫固表，当归身养血，细辛、蔓荆子、葛根、防风疏风散热，黄连清心火。全方疏风、清热、益气、养血，充分体现了东垣重视脾胃及养血安神的治眼思想。

拨云汤

戊申六月，徐总管患眼疾，于上眼皮下出黑白翳两个，隐涩难开，两目紧缩而无疼痛。两手寸脉细紧，按之洪大无力。知足太阳膀胱为命门相火煎熬，逆行作寒水翳及寒膜遮睛证，呵欠善悲[1]，健忘，嚏喷，眵[2]泪，时自泪下，面赤而白，能食，不大便，小便数而欠，气上而喘。

黄芪一分　细辛　生姜　葛根　川芎各五分　柴胡七分　荆芥穗　藁本　生甘草　升麻　当归身　知母各一钱　羌活　防风　黄柏各一钱五分

上㕮咀，如麻豆大，都作一服，水二盏，煎至一盏，去渣，热服，食后。

【注释】

[1] 善悲：容易悲哀，甚或无故悲痛、悲伤。

[2] 眵（chī 吃）：眼部分泌物。

【精解】拨云汤主治因"足太阳膀胱为命门相火煎熬"而导致的"寒水翳及寒膜遮睛证"。方中以黄柏、知母阴肾阴，泻命门相火，即东垣在后面所论及的疗本滋肾丸，羌活、防风、细辛、生姜、葛根、川芎、荆芥、藁本疏散太阳风邪，柴胡、升麻升提中气，当归、黄芪益气养血，生甘草清热解毒兼调和诸药。全方滋阴固本兼疏风散邪，清泻相火，益气养血以安心神，有拨云明目之功。

神效黄芪汤

治浑身麻木不仁，或头面、手足、肘背，或腿脚麻木不仁，并皆治之。如两目紧急缩小，及羞明畏日，隐涩难开，或视物无力，晴痛昏花，手不得近，或目少精光，或目中热如火，服五六次可效。

蔓荆子一钱　陈皮去白，五钱　人参八钱　炙甘草　白芍药各一两　黄芪二两

上㕮咀，每服五钱，水二盏，煎至一盏，去渣，临卧稍热服。

如小便淋涩，加泽泻五分，一服去则止。

如有大热证，每服加酒洗黄柏三分。

如麻木不仁，虽有热，不用黄柏，止加黄芪一两迪二两也。

如眼缩急，去芍药，忌酒醋面大料物、葱韭蒜辛物。

如麻木甚者，加芍药一两通用二两。

【精解】本方主治气血亏虚所致肢体麻木，视物昏花。方中以黄芪二两、人参八钱，炙甘草一两大补元气，白芍药敛肝阴，陈皮健脾燥湿助脾胃运化，蔓荆子载药上行，全方以补益药为主，故在制法上东垣选择制成散剂后取五钱煎煮以达到调养的目的。东垣在该方后还列了加减法，泽泻用于小便淋涩，酒洗黄柏去大热，黄芪治肢体麻木不仁，麻木尤甚加芍药可缓解，眼缩急去芍药及大料辛物。

圆明内障升麻汤一名冲和养胃汤

治内障眼，得之脾胃元气衰弱，心火与三焦俱盛，饮食不节，形体劳役，心不得休息，故上为此疾。

干姜一钱　五味子二钱　白茯苓三钱　防风五钱　白芍药六钱　柴胡七钱　人参　炙甘草　当归身酒洗　白术　升麻　葛根各一两　黄芪　羌活各一两五钱

上㕮咀，每服五七钱，水三大盏，煎至二大盏，入黄芩、黄连各二钱同煎数沸，去渣，煎至一盏，热服，食远。

【精解】圆明内障升麻汤主治因饮食劳倦等所致的脾胃虚弱，心火与三焦之火亢盛，目视不明。方中运用健脾益气，利水渗湿之茯苓、甘草、人参、白术，即四君子汤，加黄芪益气补中，五药同调中焦。防风、柴胡、升麻、葛根、干姜开腠理，升清阳，白芍、五味子酸收敛阴，即"诸酸主收心气，泻木火也"之意。当归身养血和血，通调血脉，目得血养则明矣。黄芩、黄连与诸药同煎，清热泻火。

黄芩黄连汤

黄芩酒洗，炒　黄连酒洗，炒　龙胆草酒洗四次，炒四次　生地黄酒洗，各一两
上㕮咀，每服二钱，水二盏，煎至一盏，去渣，热服。

【精解】黄芩黄连汤主治因火热亢盛而导致的头面官窍诸疾。方中以黄芩、黄连泻上中二焦之火，龙胆草泻肝胆之火，生地养阴清热，四药均以酒洗，使药力上达头面。

蔓荆子汤

治劳役，饮食不节，内障眼病，此方如神效。

蔓荆子二钱五分　黄柏酒拌炒四遍　白芍药各三钱　炙甘草八钱　黄芪　人参各一两

上㕮咀，每服三钱或五钱，水二盏，煎至一盏，去渣，临卧温服。

【精解】蔓荆子汤主治元气不足，湿热内生所致的内障眼病。方中以炙甘

草、黄芪、人参大补元气，黄柏与蔓荆子相合，既清热泻火又开泄腠理，沟通内外，同时使药力上达头面，白芍酸收敛阴，与补气养相合，取"诸酸之物，能助元气"之意。

归葵汤一名连翘饮子

治目中溜火，恶日与火，隐涩难开，小角紧，视物昏花，迎风有泪。

柴胡二分　生甘草　蔓荆子　连翘　生地黄　当归身　红葵花　人参各三分　黄芪　酒黄芩　防风　羌活各五分　升麻一钱

上㕮咀，每服五钱，水二盏，煎至一盏，去渣，食后温服。

【精解】归葵汤主治风火承袭眼部，又兼阴血不足所致的目中溜火、视物昏花等症。方中以柴胡、蔓荆子、防风、羌活、升麻疏风散邪，升提阳气，同时开泄肌腠，配合黄芩、连翘、生甘草清体内之郁热，人参、黄芪大补元气，盖火与元气不两立，元气充则火得降。红葵花与当归身、生地同用，甘寒凉润，滋阴养血，张元素认为："蜀葵花，阴中之阳也。赤者治赤带；白者治白带；赤者治血燥；白者治气燥，皆取其寒滑润利之功也。"

救苦汤

治眼暴发赤肿，脸高苦疼不任者。

桔梗　连翘　红花　细辛各一分　当归身夏月减半　炙甘草各五分　龙胆草　苍术各七分　黄连　羌活太阳　升麻阳明　柴胡少阳　防风　藁本各一钱　知母　生地黄　黄柏　黄芩各一钱五分　川芎三钱

上㕮咀，每服一两，水二盏，煎至一盏，去渣，食后温服。

若苦疼，则多用苦寒者兼治本经之药，再行加减。如睛昏，加知母、黄柏一倍。

【精解】救苦汤主治火热上攻头目，煎熬营阴，血瘀于内所致之眼暴发赤肿兼及面肿。方中以黄柏、黄芩、连翘、龙胆草清泻三焦火热，知母、生地、当归身滋养营阴，羌活、升麻、柴胡、防风、藁本、细辛发散诸阳表邪，兼清郁热，桔梗配合诸风药载药上行，红花活血消肿，苍术、炙甘草健脾益气燥湿，助脾胃运化，则元气自生。诸药合用，共奏清宣郁热、和血养营之功。

【医案举隅】

一、角膜脓肿案

余某，女，59岁。1986年2月14日初诊。左眼红赤、疼痛生白翳渐至失明，历时已3个月。曾点氯霉素眼药水、肌内注射青霉素，未做其他治疗。检查：左眼混合性充血，全部角膜均呈灰白色浑浊，上半部形成一脓肿，下半部浸润水肿明显，表面凹凸不平，舌质微红，脉细数。

诊为左眼角膜脓肿。建议行眼球摘除术。因患者及家属要求服中药，遂以救苦汤化裁。

［处方］羌活、防风各6g，石决明、决明子各15g，炒川连5g，炒黄芩12g，炒黄柏、知母、生地各10g，赤芍15g，生甘草4g，水煎服，5剂。配合青霉素肌内注射（80万单位/次，日2次）。

二诊：1986年2月21日。左眼疼痛明显减轻，原闭合之眼已能睁开，白睛呈轻度抱轮红赤，角膜脓肿缩小，下方角膜面光滑，舌质红，脉细。上方加蝉蜕6g，又进7剂，并继续注射青霉素5天。患眼充血疼痛完全消失，终成角膜全白斑。

赵经梅. 还阴救苦汤在眼科临床的应用［J］. 吉林中医药，1987（01）：25-26.

按语： 本案为火热上攻眼目，血热互结所致角膜脓肿，治疗选用救苦汤加减，以川连、黄芩、黄柏清泻火热，以羌活、防风、决明子清利头目，知母、生地、生甘草养阴清热生津，配合赤芍凉血活血，使瘀热得清而取效。

二、深层巩膜炎并发虹膜睫状体炎

王某，男，39岁。1985年10月10日初诊。右眼红赤，疼痛视物模糊已近月余。经检查诊断为右眼深层巩膜炎并发虹膜睫状体炎。使用阿托品扩瞳，泼尼松球结膜下注射，内服吲哚美辛等，症状无好转。检查：右眼视力0.08，胞睑肿胀，白睛混赤，巩膜呈结节样隆起，触痛明显，相应之角膜舌状混浊，瞳孔已药物性散大。患者自觉口干但不喜饮，舌质红，苔白腻，脉缓。

此为风热之邪滞结肺经，气血瘀阻挟湿邪之火疳重症。治宜散风泄热，活血除湿。

［处方］升麻、柴胡、藁本、羌活、防风各4g，细辛3g，炒黄芩、制苍术各8g，生地、当归尾各10g，川芎、红花各6g，水煎服。

二诊：服7剂，并继用阿托品扩瞳，右眼视力0.6，白睛赤红大减，局部结节性隆起缩小，压痛消失，舌尖红，苔微黄腻，脉缓。前方加陈皮10g，茯苓12g，知母8g。12剂后，患眼充血完全消退，但角膜仍遗留舌状混浊，视力0.6。

赵经梅. 还阴救苦汤在眼科临床的应用［J］. 吉林中医药，1987（01）：25-26.

按语： 本案属风热上攻，兼见气血瘀滞之火疳，处方选用救苦汤加减，主以羌活、防风大队风药疏散风热，又参用归尾、川芎活血化瘀，黄芩清肺中郁热，苍术燥风火上攻所夹之湿，诸药相配，症状大减。

熟干地黄丸

治血弱阴虚不能养心，致心火旺，阳火甚，瞳子散大。少阴为火，君主无为，不行其令，相火代之，兼心包络之脉出心系，分为三道，少阳相火之体无形，其用在其中矣。火盛则令母实，乙木肝旺是也。心之脉挟于目系，肝连目系，况手足少阳之脉同出耳中，至耳上角，斜起于目外眦，风热之盛亦从此道而来，上攻头目，致偏头肿闷，瞳子散大，视物则花，此由血虚阴弱故也。法当养血、凉血、益血，收火之散大，除风之热则愈矣。

人参二钱　炙甘草　天门冬汤洗，去心　地骨皮　五味子　枳壳炒　黄连各三钱　黄芩　当归身酒洗，焙干，各五钱　柴胡八钱　熟干地黄一两　生地黄酒洗，七钱五分

上件同为细末，炼蜜为丸，如梧桐子大。每服一百丸，茶汤送下，食后，日进二服。

【精解】熟干地黄丸主治阴血不足而导致的瞳子散大。方中以熟干地黄为君，滋阴养血；生地、天门冬助君药养阴；五味子"助五脏气"，同时又"收瞳仁开大"，配合人参、炙甘草大补元气；柴胡、枳壳疏肝行气，配合芩连、地骨皮，宣畅郁热，则邪热自除。

益阴肾气丸

此壮水之主，以镇阳光。

泽泻　茯苓各二钱五分　生地黄酒洗干　牡丹皮　山茱萸　当归梢酒洗　五味子　干山药　柴胡各五钱　熟地黄二两

上为细末，炼蜜为丸，如梧桐子大，朱砂为衣，每服五十丸，淡盐汤下，空心。

【精解】益阴肾气丸以六味地黄丸为主要组方成分，另加生地、当归滋阴养血，五味子益阴，补五脏之气，柴胡升提阳气，以使药力上达头面。诸药合用，共奏滋阴养血、益肾填精之功。

羌活退翳丸

治内障，右眼小眦[1]青白翳，大眦[2]微显白翳，脑痛，瞳子散大，上热恶热，大便秘涩，小便如常，遇天气暄热，头痛睛胀，可服此药。翳在大眦，加葛根、升麻；翳在小眦，加柴胡、羌活是也。

黑附子炮　寒水石各一钱　酒防己二钱　知母酒炒　牡丹皮　羌活　川芎各三钱　酒黄柏　生地黄酒洗，炒　丹参　茺蔚子　酒当归身　柴胡各五钱　熟地黄八钱　芍药一两三钱

上为细末，炼蜜为丸，如梧桐子大，每服五七十丸，白汤下，空心，宿食未消，待饥则服之。药后省语言，以食压之。

【注释】

［1］小眦：外眼角。

［2］大眦：内眼角。

【精解】羌活退翳丸主治因热邪上扰头面所致之翳膜遮睛。方中以酒当归身、生地、熟地、芍药滋养阴液，寒水石、牡丹皮、知母、黄柏清泻火邪，酒防己清热利水，羌活、川芎、柴胡开腠发表，发散郁火兼升提清阳，茺蔚子活血明目，《本草从新》谓其"非血滞、血热者勿与"，配合丹参，凉血活血之力更著，黑附子温阳，防止诸凉药苦寒败胃。诸药合用，甘凉濡润配伍苦寒清泻，辛温发散之品，使体内火邪得清，阴液得养，则翳膜自消。

当归龙胆汤

治眼中白翳。

防风　石膏各一钱五分　柴胡　羌活　五味子　升麻各二钱　甘草　酒黄连　黄芪各三钱　酒黄芩炒　酒黄柏炒　芍药　当归身　草龙胆酒洗，各五钱

上㕮咀，每服五钱，水二盏，煎至一盏，去渣，入酒少许，临卧热服，忌言语。

【精解】当归龙胆汤主治因湿热伤阴所致的眼中白翳，方中以龙胆清热利湿，配合酒黄芩、酒黄连、酒黄柏、石膏，则清热之力更著，当归身滋阴养血，盖"诸脉者皆属于目""目得血而能视"，故东垣在治疗眼病中多重视和血通脉，黄芪益气养血，芍药养阴合营，二药与当归同用，则养血之力更雄。五味子敛阴生津，补养五脏。防风、柴胡、羌活、升麻升提清阳，配合滋阴养血药，可助药力上达眼部，更好地发挥养目的功用。

补阳汤

治阳不胜其阴，乃阴盛阳虚，则九窍不通，令青白翳见于大眦，及足太阳少阴经中郁遏足厥阴肝经，气不得上通于目，故青白翳内阻也。当于太阳少阴经中九原之下，以益肝中阳气，冲天上行，此乃先补其阳，后于足太阳太阴标中标者头也，泻足厥阴肝经火，下伏于阳中，乃次治也。《内经》云：阴盛阳虚，则当先补其阳，后泻其阴，此治法是也。每日清晨，以腹中无宿食，服补阳汤，临卧服泻阴丸。若天色变经，大寒大风，并劳役，预日饮食不调，精神不足，或气弱，俱不可服。待体气和平，天气如常，服之。先补其阳，使阳气上升，通于肝经之末，利空窍于目矣。

肉桂一钱，去皮　知母炒　当归身酒洗　生地黄酒炒　白茯苓　泽泻　陈

皮各三钱　白芍药　防风各五钱　黄芪　人参　白术　羌活　独活　熟地黄　甘草各一两　柴胡二两

上㕮咀，每服五钱，水二盏，煎至一大盏，去渣，空心服之。

【精解】补阳汤主治因阳气虚衰，阳不胜其阴，不得上通于目所致之青白翳。方中以肉桂助阳化气，黄芪、人参、白术、甘草甘温益气，柴胡、防风、羌活、独活升提阳气，茯苓、泽泻、陈皮健脾祛湿，助参芪补益中焦，生地、当归身、熟地益阴养血，阴中求阳。方中补阳中寓以升提，补阳中兼顾滋阴，补而不滞，阴阳同调，注重中焦，也体现了东垣补脾益气兼健脾祛湿的治脾思想。

泻阴火丸一名连柏益阴丸

五味子　羌活　独活　甘草　当归梢　防风各五钱　草决明　细黄芩　黄连酒炒　黄柏　知母各一两　石决明三钱，炒存性

上为细末，炼蜜为丸，如绿豆大，每服五十九至一百丸，茶清下。常多服补阳汤，少服此药，多则妨饮食。

【精解】泻阴火丸主治阴虚火旺，阴火上乘所致之耳目诸疾。方中以黄芩、黄连、黄柏、知母清热泻火，防风、羌活、独活发散伏火，石决明、决明子清热平肝，五味子、当归养阴和营，甘草调和诸药，诸药合用，充分体现东垣清火、散火、养阴的治火思想。

【医案举隅】

顽固性巩膜炎案

赵某，女，27岁。1983年2月17日初诊。

诉左眼红赤疼痛已3个月，外院检查诊断为深层巩膜炎，经局部可的松眼药水，结膜下注射地塞米松等，均未获效。查视力右0.2，左0.05，左眼上方巩膜局限性紫红色充血，压痛明显，周围巩膜呈青蓝色，角膜透明，眼底豹纹状改变。舌质紫红，苔白薄，脉弦而数。

［中医辨证］上焦邪热久恋。

［治法］发散郁火，清泻肺热。

［处方］泻阴火丸加减。羌活6g，独活6g，黄芩10g，黄连6g，桑白皮10g，石决明15g，决明子15g，生地10g，知母10g，五味子8g，赤芍15g，甘草4g。

二诊：服药10剂后，左眼充血显著好转，压痛止，原方再进10剂。1983年3月7日复查，右眼视力同前，左眼0.1（双眼均有近视性屈光不正），白睛不充血，上方巩膜呈青蓝色，无压痛。

赵经梅. 泻阴火丸方在眼科临床的运用［J］. 江西中医药，1986（01）：38-39.

按语： 本案为肺热上攻头目所致巩膜炎，治疗选用泻阴火丸加减清泻肺热，清利头目。方中黄芩、黄连苦寒泄热，知母、生地、桑白皮、五味子滋阴生津清热，羌活、独活清利头目、发散伏火，决明子、石决明、赤芍平肝清热，活血化瘀，又以甘草调和诸药，诸药同用，使本方疗效显著。

升阳柴胡汤

肉桂五分　柴胡去苗，一钱五分　防风　白茯苓　泽泻　陈皮各一钱　生地黄酒炒　楮实酒炒微润　黄芪　人参　白术各五钱　甘草梢　当归身　羌活　熟地黄　独活　白芍药各一两　知母酒炒，如大者，加作五钱

上剉，每服五钱，水二盏，煎至一盏，去渣，稍热，食远服。别合一料，炼蜜为丸，如梧桐子大，每服五十九，茶清下，每日与前药各一服，食远，不可饱服。

如天气热，加五味子三钱，天门冬去心，芍药、楮实各五钱。

【精解】升阳柴胡汤主治阴液不足，清阳不升所致之目疾，方中以羌活、独活、柴胡、防风升阳散火，熟地、芍药、当归养血滋阴，知母、生地滋阴泻火，黄芪、人参、白术、甘草益气健脾，以滋化源，陈皮、泽泻、茯苓健脾祛湿，楮实清肝明目，再加少量肉桂，少火生气，助阳化气。

温卫汤

治鼻不闻香臭，目中流火，气寒血热，冷泪多，脐下冷，阴汗，足痿弱[1]。

陈皮　青皮　黄连　木香各三分　人参　甘草炙　白芷　防风　黄柏　泽泻各五分　黄芪　苍术　升麻　知母　柴胡　羌活各一钱　当归身一钱五分

上都作一服，水二盏，煎至一盏，去渣，食远服之。

【注释】

［1］痿弱：肢体萎缩软弱。

【精解】温卫汤主治元气不足，阴火上乘所致的鼻不闻香臭，目中流火。脾胃为气血生化之源，脾胃虚弱则阴血亏虚，阴虚则生内热，且"壮火食气，气食少火"，热邪损伤元气，加之脾胃虚损则元气不生，气血俱虚则无以滋养官窍。故方中以人参、黄芪、炙甘草、归身益气养血，木香、陈皮、青皮、苍术、泽泻疏理气机、祛湿健脾，升麻、柴胡升举已补之阳气，白芷、防风、羌活诸风药引药上达头面。黄连清血中之热，黄柏、知母滋肾益阴。

圆明膏

治劳心过度，饮食失节，乃生内障，及瞳子散大，此方收睛圆明。

诃子皮湿纸裹煨 甘草各二钱 当归身三钱 柴胡 生地黄 麻黄去节，捣开 黄连各五钱

上七味，先以水二碗，煎麻黄至一碗，掠去沫，外六味各㕮咀如豆大，筛去末，入在内，同熬，滴水中不散为度，入熟蜜少许再熬，勤点眼。

【精解】圆明膏主治木火之邪上乘目系所致之内障及瞳子散大，方中以酸、苦、辛、凉药为主，生地清热养阴，当归助生地益阴养血，黄连泻火燥湿，麻黄开表散邪，柴胡升提，使药力上达，甘草益气兼调和诸药，诃子皮收瞳子散大，诸药共用，标本兼顾，共奏养阴清热、益气升清之功。

搐药麻黄散

治内外障眼。

麻黄一两 当归身一钱

上二味，同为粗末，炒黑色，入麝香、乳香少许，共为细末，含水鼻内搐之。

【精解】搐药麻黄散主治风寒外袭，内有虚损所致之内外障眼，方中以麻黄外散表邪，当归养血通脉，配合麝香、乳香少许辛香走窜药，帮助取涕以助祛邪。

疗本滋肾丸

黄柏酒炒 知母酒炒，以上各等分

上为细末，滴水为丸，如梧桐子大，每服一百丸至一百五十丸，空心，盐白汤下。

【精解】疗本滋肾丸主治因肾阴不足，阴虚火旺所致之耳目诸疾。方中以黄柏清泻肾中火热，知母助黄柏泻火滋阴，方简力专，适合阴虚火旺者服用。

加味滋肾丸

肉桂三分 黄连一钱 姜黄一钱五分 苦参三钱 苦葶苈酒洗，炒 石膏觉肚冷勿用 黄柏酒炒 知母酒炒，各五钱

上为极细末，打薄，面糊为丸，如梧桐子大，每服一百丸，空心服，白汤下，食压之。

【精解】加味滋肾丸以疗本滋肾丸为基础方，加黄连、苦参苦寒清热，石膏甘寒泻火，苦葶苈泻肺利水，姜黄活血行气，肉桂引火归元，取少火生气之意，同时又防诸凉药败胃。诸药同用。共奏清热泻火，滋肾益阴之功。

【医案举隅】

一、热淋案

周某某，女，23岁，农民，1981年4月2日初诊。

患者妊娠7个月余，症状：突然寒战发热，体温38.8℃，尿频、尿急、尿痛，小便日行数十次，腰胀痛难忍，拒按，纳呆，恶心。尿常规：蛋白（+），红细胞（+），白细胞（+++），脓细胞（++）。苔黄腻，舌红，脉滑数。

［诊断及治法］热淋，治宜清热化湿，利尿通淋，拟用滋肾丸加味。

［处方］知母25g，黄柏25g，肉桂4.5g，车前子12g，木通4g。

服药3剂后诸证消失，体温正常，食欲转佳，尿检查已正常，尚有轻微尿急、尿热感觉，苔薄白，舌略红，脉滑略数，继续服上方3剂后病愈，后足月顺产，年后随访无复发。

叶中贤. 滋肾丸临床应用［J］. 浙江中医学院学报，1988（04）：26.

二、血淋案

吴某某，女，26岁，农民，1982年8月30日初诊，患者妊娠6个月。症状：突然尿频、尿急、尿痛，肉眼血尿，色鲜红，夹块，右侧腰痛、腰酸，血尿日行三十余次，尿常规：红细胞（++++），苔薄白，舌质红，脉数。

［处方］拟用滋肾丸合导赤散加味。知母30g，黄柏30g，肉桂4.5g，竹叶6g，甘草12g，木通5g，生地黄30g，血余炭10g，3剂后，血止尿清，诸症消失。

叶中贤. 滋肾丸临床应用［J］. 浙江中医学院学报，1988（04）：26.

三、尿血案

戴某，男，10岁，学生，1982年9月27日初诊。

自述放学回家途中，因天气炎热，虽将衣物浸入冷水，盖于头身，次日发热，卧床不起，第3天上午发现小便鲜红，下午来就诊，症状：肉眼血尿，尿热，口干，苔黄，舌红，脉滑数。尿色鲜红。镜检：红细胞（++++），白细胞少量。

病为尿血，治宜清热化湿，凉血止血，拟滋肾丸加味。

［处方］知母25g，黄柏25g，肉桂3.5g，生地黄20g，蒲黄12g（包煎），血余炭8g，2剂后尿转黄，3剂后尿转清，再服3剂，症状消失，小便检查完全正常。

叶中贤. 滋肾丸临床应用［J］. 浙江中医学院学报，1988（04）：26.

按语：以上热淋、血淋、血尿案均使用了滋肾丸加减作为治疗主方，其中共有的病机是下焦湿热，导致热结膀胱，若热重灼伤血脉则见尿血，滋肾丸中主以黄柏、知母清下焦湿热，又加入肉桂用以反佐，避免寒凉药众多郁遏血脉。再据病情或合用导赤散等方，在治疗此类疾病中有效果显著。

退翳膏

治黑白翳。

蕤仁 升麻各三分　连翘　防风　青皮各四分　甘草　柴胡各五分　当归身六分　黄连三钱　生地黄一钱五分　荆芥穗一钱，水半盏，别浸用

上用水一碗，入前药煎至半碗，去渣，更上火，煎至半盏，入荆芥水两匙，入蜜少许，再上火熬匀点之。

【精解】退翳膏以防风、荆芥穗疏散风邪兼引药上达头面，升麻、柴胡助诸风药之力上行，生地、归身滋阴养血，阴血充则火得降，且目得阴血之濡养则目明，黄连、连翘清热泻火解毒，二者善清上焦之火，蕤仁为眼科要药，《本草纲目》载其疗"心腹邪结气，明目，目赤痛伤泪出，目肿眦烂"，青皮理气，气降则火降，甘草调和诸药。

龙胆饮子

治痖眼[1]流脓，主痖翳，湿热为病。

谷精草　川郁金　蛇蜕皮　炙甘草各五分　升麻二钱　麻黄一钱五分　青蛤粉　草龙胆　黄芩炒　羌活各三钱

上为细末，每服二钱，食后，温茶清调服之。

【注释】

[1]痖（xíng 行）眼：目光凝滞、朦胧。

【精解】龙胆饮子主治湿热蕴结所致的眼部流脓，翳膜遮睛。方中以麻黄、羌活开腠发表，给邪以出路，升麻助诸风药上行入眼，黄芩清上焦之热，郁金行气兼清肝热，龙胆草助郁金清泻肝胆之湿热，谷精草明目退翳，蛇蜕皮祛风退翳，青蛤粉清肝火，解小儿痖热，炙甘草甘缓和中，调和诸药。

柴胡聪耳汤

治耳中干结，耳鸣耳聋。

连翘四钱　柴胡三钱　炙甘草　当归身　人参各一钱　水蛭五分，炒别研　麝香少许，另研　虻虫三个，去翅足，炒，另研

上除三味别研外，生姜三片，水二大盏，煎至一盏，去渣，再下三味，上火煎一二沸，稍热服，食远。

【精解】柴胡聪耳汤主治耳脉瘀血阻滞，失于濡养所致的耳内干结，耳鸣耳聋。方中以水蛭、虻虫、麝香活血行气散瘀，以当归、人参、炙甘草益气养血，连翘清热散结，柴胡升提清阳，生姜固护胃气，防止凉药伤胃，诸药合

用，共奏益气养血、散瘀清热之功。

羌活退翳汤

治太阳寒水翳膜遮睛，不能视物。

羌活一两五钱　防风一两　酒生地黄一钱　薄荷叶　藁本各七钱　酒知母五钱　黄柏四钱　川芎　当归身三钱　小椒五分　细辛少许　麻黄二钱，用根　荆芥穗煎成药加之

上㕮咀，每服三钱，水二大盏，煎至一盏，半入荆芥穗，再煎至一盏，去渣，稍热服，食远，忌酒、醋、湿面等物。

【精解】羌活退翳汤主治风寒邪气入侵太阳经而导致的翳膜遮睛。方中以羌活、防风、藁本、荆芥、川芎、细辛祛风散寒，薄荷叶疏风散邪，大队风药联用，则去太阳风寒之邪力雄。川椒辛温散邪兼明目，生地、归身滋阴养血，麻黄根收涩敛阴止汗，防止汗出过多伤阴，黄柏、知母滋肾益阴，诸药同用，共奏明目滋阴，去太阳风寒邪气之功。

还睛紫金丹

治目眶岁久赤烂，俗呼为赤瞎是也。当以三棱针刺目眶外，以泻湿热。如眼生倒睫拳毛，两目紧，盖内伏火热而攻阴气，法当去其内热火邪，眼皮缓则毛立出，翳膜亦退。用手法攀出内睑向外，以针刺之出血。

白沙蜜二十两　黄丹六两，水飞　南乳香　当归各三钱　乌鱼骨[1]二钱　麝香一钱　白丁香[2]直者五分　轻粉一字　甘石十两，烧七遍，碎，连水浸拌　拣连三两，小便浸碎为末　硇砂一钱，小盏内放于瓶口上熏干

上将白沙蜜于沙石器内，慢火去沫，下甘石，次下丹，以柳枝搅，次下余药，以粘手为度，作丸如鸡头大，每用一丸，温水化开洗。

【注释】

［1］乌鱼骨：即乌贼鱼骨，主目中一切浮翳，治眼中热泪。

［2］白丁香：为雄雀粪便，善疗目痛，李时珍谓"雀食诸谷，易致消化。故所治疝瘕积胀疣癣，及目翳胬肉，痈疽疮疖，咽噤齿龋诸症，皆取其能消烂之义也"。

【精解】还睛紫金丹主治湿热上蒸于眼引起的目眶赤烂。对于湿热蕴内的证候，东垣擅用外治法，针刺目眶以泄湿热，再以本方为丸，"温水化开洗"。还睛紫金丹以黄丹、轻粉、硇砂、拔毒生肌，白丁香祛腐消积，乌鱼骨祛目中翳膜，甘石明目收湿敛疮，黄连清心火，当归、乳香、麝香理气活血，白沙蜜既为黏合剂，又可调和诸药。

丽泽通气汤

治鼻不闻香臭。

黄芪四钱　苍术　羌活　独活　升麻　葛根　防风各三钱　炙甘草二钱
川椒　麻黄不去节，冬月加　白芷各一钱

上㕮咀，每服五钱，生姜三片，枣二枚，葱白三寸，同煎至一盏，去渣，温服，食远。忌一切冷物，及风寒凉处坐卧行立。

【精解】丽泽通气汤主治气虚上窍失养所致的嗅觉失灵。方中以黄芪、炙甘草益气，麻黄、羌活、独活、防风、川椒、升麻、葛根辛散之力强，有助于生发阳气，使补益之气上行头面，苍术健脾燥湿，姜、枣固护胃气，葱白助诸风药之力上行。因本方辛温发散药较多，易开腠理，故方后服法中强调"忌一切冷物及风寒凉处坐卧行立"，防止外邪侵袭。

【医案举隅】

过敏性鼻炎案

患者，女，64岁，2015年5月5日初诊。诉患过敏性鼻炎10余年，曾间断使用开瑞坦、盐酸西替利嗪和布地奈德喷雾剂等治疗，可暂时控制症状，但易反复。刻下：鼻塞，嗅觉减退，遇冷空气及灰尘等刺激即喷嚏连连，清涕不断；不发作时鼻腔干燥，周身恶风，无汗，口淡乏味，大便溏，小便正常，舌质淡，苔薄白，脉细。

[中医诊断] 鼻鼽病。

[辨证及治法] 中气不足，外感风寒；治当益气升阳，疏散风寒。方用丽泽通气汤加减。

[处方] 生黄芪50g，炒白术15g，炒苍术15g，羌活10g，独活10g，防风10g，柴胡10g，葛根10g，麻黄6g，川椒6g，白芷15g，炙甘草10g，生姜3片，大枣3枚，葱白半根。7剂。水煎服，每日1剂，早晚分服。

二诊：2015年5月12日，药后患者周身恶风明显缓解，遇冷空气后喷嚏减轻，余症未缓解，仍鼻塞，嗅觉减退，微恶风寒，大便溏，小便可，舌脉同前，于上方加鹅不食草30g，细辛6g。7剂。

三诊：2015年5月19日，服药2剂后晨起遇冷空气无喷嚏，自觉周身有热感，大便成形，嗅觉敏感度提高。效不更方，先后以上方加减2个月，疾病向愈。

范炳福，郭允. 运用李东垣冷僻方辨治杂病医案举隅［J］. 北京中医药，2016，35（06）：614-615.

按语：本案为脾气虚弱感受外寒之鼻鼽，选用丽泽通气汤治疗，以黄芪、白术、炙甘草等药健脾益气，选用羌活、独活、防风、柴胡、葛根等升举阳气，又以麻黄、川椒、葱白、生姜等辛温之药疏散风寒，诸药同用，共奏益气升阳、解表散寒之功。

温肺汤

治鼻不闻香臭，眼多眵泪。

丁香二分　防风　炙甘草　葛根　羌活各一钱　升麻　黄芪各二节钱　麻黄不去节，四钱

上为粗末，水二盏，葱白三根，煎至一盏，去渣，食后服。

【精解】温肺汤主治外感寒邪所致的鼻塞，鼻不闻香臭，目多眵泪。该方较丽泽通气汤去苍术、独活、川椒、白芷，麻黄用量由一钱增至四钱，黄芪用量减半，同时加入温中散寒的丁香，全方辛散温通，散中有补，适合外感寒邪兼元气不足的患者。

御寒汤

寒气风邪伤于毛皮，令鼻壅塞，咳嗽，上喘之证。

黄连　黄柏　羌活各二分　炙甘草　佛耳草[1]　款冬花　白芷　防风各三分　升麻　人参　陈皮各五分　苍术七分　黄芪一钱

上㕮咀，都作一服，水二盏，煎至一盏，去渣，食后热服。

【注释】

[1] 佛耳草：温肺化饮，祛痰止咳，用于寒痰咳嗽。

【精解】御寒汤主治外感风寒引起的鼻塞、咳喘。方中以羌活、白芷、防风祛风散寒，佛耳草、款冬花止咳平喘，黄芪、人参、炙甘草、升麻益气健脾兼升提清阳，陈皮、苍术燥湿健脾，取"培土生金"之意，少佐黄连、黄柏苦寒之品以清心肾之阴火。

【医案举隅】

一、儿童久咳案

张某，男，4岁9个月，2017年10月18日初诊。

[主诉] 反复咳嗽半年余，加重2周。

[现病史] 患儿半年来咳嗽时作，活动后及夜间咳甚，喉间有痰，痰白质稀，伴流涕，多汗，无发热，纳呆，夜寐欠安，小便清，大便溏，一日2~3行。查体：形体消瘦，面黄少华，肺部听诊未闻及明显干湿性啰音，咽部充血，舌淡尖红、苔薄白，脉浮数。胸部X线片示心肺未见明显异常。

[西医诊断] 过敏性咳嗽。

[中医诊断] 咳嗽，辨证为肺脾两虚，外寒内热。

［治法］健脾固肺、益气止咳。

［处方］方予御寒汤加减。黄芪 10g，升麻 6g，羌活 6g，蜜款冬花 10g，陈皮 6g，防风 6g，黄柏 6g，黄芩 10g，麸炒苍术 10g，制五味子 6g，炒莱菔子 10g，辛夷 6g，甘草 3g。7 剂，免煎颗粒剂，1 日 1 剂，分 3 次冲服。嘱其避风寒，清淡饮食。

二诊： 2017 年 10 月 26 日，患儿夜间咳嗽基本消失，日间咳嗽减半，活动后偶咳，纳眠可，二便调，舌淡红、苔薄白，脉浮数。守上方，去黄柏、辛夷，加茯苓 10g，14 剂，免煎颗粒剂，服法同上，以巩固治疗。配合银耳山药粥食用。药后咳嗽消失，纳食可，睡眠好。

吕玲玲，杨曼，王志如，周正．周正教授运用御寒汤治疗儿科疾病举隅［J］．中医儿科杂志，2020，16（06）：29-31.

按语： 本案患儿为外寒内热，肺脾两虚之咳嗽。治宜健脾固肺、益气止咳，选用御寒汤加减。方中黄芪补肺固表以实卫；麸炒苍术健脾运脾；陈皮理气健脾调中；升麻味辛甘，同归肺脾两经，引元气上升以固本；羌活、防风辛温疏风散寒；蜜款冬花润肺下气、化痰止咳；制五味子敛肺气以止咳；黄柏苦寒泄热，以降痰火；辛夷散风寒、通鼻窍；炒莱菔子消食除胀、下气化痰。诸药合用，可收益气固本、解表止咳之效。

二、头风痛案

李某，男，15 岁，2018 年 1 月 14 日初诊。

［主诉］发作性头痛 1 年余。

［现病史］近 1 年来间断头痛，前额及两侧疼痛明显，时轻时重，时发时止，日作数次或数日 1 次，甚者影响学习，伴盗汗，眠差，纳呆，大小便正常。家长诉患儿为九年级学生，平素学习压力较大，性格内向，不善与人交流。查体：面黄消瘦，前额及眶下无压痛，舌淡红、苔白，脉浮紧。辅助检查：头颅核磁未见明显异常。

［西医诊断］神经性头痛。

［中医诊断］头风痛，辨证为肺脾两虚，风邪上扰。

［治法］益气固表、祛风开窍。

［处方］御寒汤加减。黄芪 12g，羌活 6g，防风 10g，升麻 6g，麸炒苍术 10g，白芷 10g，黄柏 6g，陈皮 6g，川芎 6g，藁本 10g，葛根 12g，炙甘草 6g。7 剂，免煎颗粒剂，1 日 1 剂，分 3 次冲服。

二诊： 2019 年 1 月 21 日，头痛症状减半，盗汗减轻，舌脉同前。一诊方继予 7 剂，免煎颗粒剂，服法同上，嘱患儿劳逸结合，少玩电子产品。药后头痛未作，后家长自取 28 剂，以巩固疗效。

吕玲玲，杨曼，王志如，等. 周正教授运用御寒汤治疗儿科疾病举隅［J］. 中医儿科杂志，2020，16（06）：29-31.

按： 本案为肺脾两虚、风邪上扰之头痛，选用御寒汤加减以起到益气固表、祛风开窍之功效。一诊方中黄芪、炙甘草甘温益中气；麸炒苍术健脾养胃；黄柏以清内火，使邪有去处；升麻配葛根以升提鼓舞胃中清阳之气上行头目；白芷气温力厚，通窍行表；白芷、羌活、川芎、藁本同用祛风开窍，活血上达头目；风为阳邪，善行而数变，易袭阳位，故予川芎与防风外散风邪。诸药合用，则外风得散，脏腑得安，肺脾固健，痼疾以除。

头痛门

【提要】本节主要论述李东垣治疗头痛之法，开篇即强调"凡头痛皆以风药治之"，风药的运用贯穿于其治疗的始终，此外，常配以苦寒之品以泄上炎之火，根据脾胃虚损的情况，东垣将治疗脾胃之法贯穿其中以治其本。

头痛论

《金匮真言论》云：东风生于春，病在肝，俞在颈项，故春气者病在头。又诸阳会于头面，如足太阳膀胱之脉，起于目内眦，上额交颠，上入络脑，还出别下项，病冲头痛。又足少阳胆之脉，起于目锐眦，上抵头角，病则头角额痛。夫风从上受之，风寒伤上，邪从外入，客于经络，令人振寒，头痛，身重，恶寒，治在风池、风府，调其阴阳，不足则补，有余则泻，汗之则愈，此伤寒头痛也。头痛，耳鸣，九窍不利者，肠胃之所生，乃气虚头痛也。心烦头痛者，病在膈中，过在手巨阳、少阴，乃湿热头痛也。如气上不下，头痛癫疾者，下虚上实也，过在足少阴、巨阳，甚则入肾，寒湿头痛也如。如头半边痛者，先取手少阳、阳明，后取足少阳、阳明，此偏头痛也。有真头痛者，甚则脑尽痛，手足寒至节，死不治。有厥逆头痛者，所犯大寒内至骨髓。髓者，以脑为主，脑逆故令头痛，齿亦痛。凡头痛皆以风药治之者，总其大体而言之也。高巅之上，惟风可到，故味之薄者，阴中之阳，乃自地升天者也。然亦有三阴三阳之异。故太阳头痛、恶风、脉浮紧，川芎、羌活、独活、麻黄之类为主。少阳经头痛、脉弦细、往来寒热，柴胡为主。阳明头痛、自汗、发热、恶寒、脉浮缓长实者，升麻、葛根、石膏、白芷为主。太阴头痛，必有痰，体重，或腹痛为痰癖[1]，其脉沉缓，苍术、半夏、南星为主。少阴经头痛，三阴三阳经不流行，而足寒气逆为寒厥，其脉沉细，麻黄、附子、细辛为主。厥阴头项痛，或吐痰沫厥冷，其脉浮缓，吴茱萸汤主之。血虚头痛，当归、川芎为主。气虚头痛，人参、黄芪为主。气血俱虚头痛，调中益气汤少加川芎、蔓荆子、细辛，其效如神。白术半夏天麻汤，治痰厥头痛药也。清空膏乃风湿热头痛药也。羌活附子汤治厥阴头痛药也。如湿气在头者，以苦吐之，不可执方而治。先师尝病头痛，发时两颊青黄，晕眩目不欲开，懒言，身体沉重，兀兀欲吐。洁古曰：此厥阴，太阴合病，名曰风痰，以《局方》玉壶丸治之，更灸侠溪穴即愈。是知方者，体也；法者，用也。徒执体而不知用者，弊。体用不失，可谓上工[2]矣。

【注释】

［1］痰癖：痰邪癖聚于胸胁之间所致病证。

［2］上工：技术精良的医生。

【精解】本篇论述了头痛的病因病机及治法，头痛的病因分为外感、内伤或二者兼有，"高巅之上，惟风可到"，故治疗上李东垣提出"凡头痛皆以风药治之"，此外，他还提出根据药物引经之不同，针对病变之经用药，使药达病所。若为外感，则需辨明病邪性质，区分风寒、寒湿、湿热等，以祛邪药为主。内伤头痛分为气虚头痛，气血俱虚头痛、痰湿头痛等，在治疗上根据气血亏损、痰湿蕴结程度的不同，以针对内伤病因为主，风药为辅。

清空膏

治偏正头痛，年深不愈者。善疗风湿热头痛，上壅损目，及脑痛不止。

川芎五钱　柴胡七钱　黄连炒　防风去芦　羌活以上各一两　炙甘草一两五钱　细挺子黄芩三两，去皮，剉，一半酒制，一半炒

上为细末，每服二钱匕，热盏内入茶少许，汤调如膏，抹在口内，少用白汤送下，临卧。

如苦头痛，每服加细辛二分。如太阴脉缓有痰，名曰痰厥头痛，减羌

活、防风、川芎、甘草，加半夏一两五钱。如偏头痛，服之不愈，减羌活、防风、川芎一半，加柴胡一倍。如发热恶热而渴，此阳明头痛，只与白虎汤加好吴白芷。

【精解】本方主治风湿热邪上扰头面所引起的头痛，方中以芩、连苦寒之品清上炎之火，川芎、柴胡、防风、羌活疏散太阳、少阳之风邪，甘草甘缓补虚。

【医案举隅】

一、围绝经期综合征头痛案

陈某，女，49岁。2015年10月13日初诊。

[主诉] 间断性头痛2个月余，加重3天。

[现病史] 平素情绪不稳定，易激惹，发热，潮红，近2个月来每因情志不遂而发头痛，无恶心、呕吐，无畏光、畏声，多次到医院就诊，行颅脑CT、MRI均未见异常，体格检查及神经系统查体均正常，诊断为围绝经期综合征。间断服用谷维素、布洛芬等药物后疼痛减轻，头痛仍时常发作，3天前洗头后发未干即睡，晨起头胀痛不适，休息后未缓解反加重，今前来就诊。现患者两颞胀痛，压迫感明显，生气时加重，恶风，时感头困沉，肢体困重不欲活动，面赤，偶发烘热汗出，急躁易怒，纳可，眠差，二便调，舌质红，苔黄腻，脉弦数。

[辨证] 肝郁化火，风湿阻络。

[治法] 清泻肝火，祛风除湿，通络止痛。

[处方] 方拟清空膏加减。川芎15g，防风12g，羌活15g，柴胡15g，黄连15g，黄芩12g，薄荷15g，栀子12g，淡豆豉10g，甘草6g。7剂，水煎服，分早晚2次饭后服。

二诊：2015年10月20日，服药后，除眠差不减，余症皆减，舌质红，苔薄黄，脉弦数。原方加入酸枣仁15g。14剂，煎服同前。

三诊：2015年11月4日，服14剂后，头痛基本消失，情绪好转，余症皆消，为巩固疗效，续服上方7剂。随访3个月，头痛未再发作。

郭敬镕，颜雅萍，过童，等. 蒋健运用清空膏为主治疗头痛验案4则 [J]. 江苏中医药，2019，51（10）：53-55.

按语：本案属肝郁化火，风湿阻络之头痛，方用清空膏加减清泻肝火，祛风除湿，通络止痛。加薄荷增疏风散热、清利头目之功，加栀子善于清泻湿热之邪而除烦，淡豆豉可疏散表邪，除烦，两者合用，清宣郁热除烦之力尤彰。诸药合用使肝气得疏，肝火得泻，风去湿除，经络畅通，经气得行而使头痛终止。二诊时眠差不减，是因肝郁日久化火，致肝血不足，热邪内扰心神，故加酸枣仁养血补肝，宁心安神。

二、顽固性头痛案

顾某，女，53岁。2017年3月7日初诊。

头痛10年余，伴不寐。患者卧床欲睡时，自觉有冷风吹进左眼，继而引起偏左头痛；如暂不睡觉则头痛稍轻。每日均发，冬季尤重，伴不寐。此疾已有17年。17年前骑摩托车跌倒后引发左侧头痛，其后即遗此患。白昼也有头部隐隐作痛，心情不佳时头痛即加重。双下肢冷痛。舌淡红、苔薄白，脉细弦。CT等影像学检查无异常发现；无脑震荡。此乃外伤头痛转为头风病。

治拟祛风散寒、通络解痉止痛。以清空膏、都梁丸、止痉散加味。

[处方]川芎50g，防风15g，柴胡12g，甘草15g，全蝎12g，蜈蚣粉2g（吞服），白蒺藜15g，白芷30g，附子12g，干姜30g，吴茱萸12g，细辛12g，香附30g，枣仁30g。7剂。

二诊：3月14日，目已不痛，冷风吹入感及偏头痛有所减轻，寐可。

[处方]上方香附减为15g，细辛减为9g，蜈蚣改为2条（药粉缺货），枣仁减为15g；防风增至30g，川芎增至60g。7剂。常法煎服。

三诊：3月28日，血压140/90mmHg。头痛欲吐，以前额为主连及双侧太阳穴。以清空膏加减。

[处方]柴胡12g，羌活9g，川芎60g，黄芩12g，炙甘草12g，石决明30g，生龙牡各30g，白芍45g，吴茱萸12g，细辛12g，蜈蚣粉2g（吞服）。14剂。

四诊：4月11日，血压130/80mmHg。治疗以来，头痛减少九成，受风冷仍易引发头痛，前额或麻，平素怕冷。处方改以都梁丸、四逆汤、止痉散加味。

[处方]附子12g，干姜30g，甘草15g，川芎50g，白芷30g，细辛15g，吴茱萸15g，羌活12g，制川乌6g，全蝎粉2g（吞服），蜈蚣粉2g（吞服）。之后收功。

按语： 本案头痛继发于十七八年前跌仆外伤，以清空膏合止痉散祛风止痛、都梁丸散寒止痛为主治疗；二诊重用防风祛除风邪；三诊兼镇肝阳；四诊在四逆汤基础上再加制川乌散寒。经治1个月，顽固头痛终告消除。

三、经前头痛案

刘某，女，36岁。2018年6月20日初诊。

头痛，经前痛甚，平均每月发作 6 次，每次持续数小时，已有八九年，月经量少，寐浅梦多，工作压力大，焦虑，神疲乏力，舌淡红、苔薄，脉细弦。

［辨证］气血亏虚头痛。

［治法］益气养血安神，和络止痛。以清空膏、归脾汤加减。

［处方］柴胡 12g，黄芩 9g，甘草 9g，川芎 30g，生黄芪 15g，党参 15g，当归 30g，益母草 30g，茯苓、茯神各 12g，酸枣仁 15g，生地、熟地各 12g，赤白芍各 12g，全蝎粉 2g，生龙牡各 30g，半夏 12g。21 剂。常法煎服。

二诊：7 月 11 日。6 月 29 日经来头痛，头痛发作次数减少（3 次），经量增多至正常。以清空膏、止痉散加减。

［处方］川芎 60g，羌活 12g，柴胡 12g，黄芩 12g，细辛 10g，全蝎粉 2g，蜈蚣 2 条，半夏 12g。7 剂。

三诊：7 月 18 日。服上药后再无头痛发作。再予上方 7 剂以资巩固。

郭敬镕，颜雅萍，过童，温昊天，蒋健. 蒋健运用清空膏为主治疗头痛验案 4 则［J］. 江苏中医药，2019，51（10）：53–55.

按语：本案属于气血亏虚头痛，在清空膏框架上配伍归脾丸补益气血、养心安神类药物，头痛止而经量增。表明经过适当配伍清空膏亦可虚实兼治。

彻清膏

蔓荆子 细辛各一分 薄荷叶 川芎各三分 生甘草 熟甘草以上五分 藁本一钱

上为细末，每服二钱，食后茶清调下。

【精解】本方以辛温之蔓荆子、细辛、川芎、藁本配辛凉之薄荷，散头面之风邪，熟甘草甘温补气，生甘草缓诸药之温燥。

川芎散

治头目不清利。

川芎三分 柴胡七分 羌活 防风 藁本 生甘草 升麻以上各一钱 熟甘草 酒生地黄各二钱 酒黄连炒 酒黄芩以上各四钱五分

上为细末，每服一钱或二三钱，食后茶清调下，忌酒湿面。

【精解】川芎散主治风湿热上攻头面所引起的头目不利。方中以酒制黄芩、黄连清泄头面之热邪，酒生地甘寒养阴，以川芎、柴胡、羌活、防风、藁本、升麻之大队风药疏散太阳、阳明、少阳之风邪，生甘草、熟甘草调和诸药。

白芷散（一名郁金散）

郁金一钱 香白芷 石膏以上各二钱 薄荷叶 芒硝以上各三钱

上为极细末，口含水，鼻内嗜之。

【精解】白芷散主治阳明热邪上扰头面所引起的头痛，方中以芒硝润肠通便，清阳明腑实之热，以石膏、郁金泄阳明之火，白芷、薄荷叶疏散风邪。全方辛凉、辛寒、辛温之品配伍咸寒之品，善清阳明之热邪。

碧云散

治头痛。

细辛　郁金　芒硝以上各一钱　蔓荆子　川芎以上各一钱二分　石膏一钱三分　青黛一钱五分　薄荷叶二钱　红豆一个

上为极细末，口噙水，鼻内嗜之。

【精解】本方以芒硝、石膏清阳明之热邪，青黛、郁金散少阳之热邪，红豆健脾利湿，配伍细辛、蔓荆子、川芎、薄荷叶诸风药，使药力上达头面。

羌活清空膏

蔓荆子一钱　黄连三钱　羌活　防风　甘草以上各四钱　黄芩一两

上为细末，每服一钱，茶清调下，食后，临卧。

【精解】本方以芩连苦寒泻火，蔓荆子、羌活、防风疏散头面之风邪，甘草缓急、调和诸药，全方苦寒配以辛温、甘温，体现了东垣治疗头痛的常见思路。

【医案举隅】

风热束表之头痛案

张某某，女，45岁，1998年5月5日诊。

右侧偏头痛已二十二载，绵绵而作，春夏易发，秋冬尚好，发时尚能耐受，较重时服止痛片有效，某医院诊断为神经性头痛，中西医合治，有时有效，但终未除根，依然绵绵痛不已。近5天因气候变化，感受风寒而头痛加剧，伴恶寒发热、头昏、头胀、口苦、口渴不喜饮，汗少，咳声不扬，咯痰不爽、痰少，胸闷，曾服板蓝根冲剂、三九感冒灵等药，舌苔薄黄，脉浮数。

[辨证] 风热束表，痰湿内停。

[治法] 解表除风，化痰止咳。

[处方] 桑叶15g，菊花10g，南杏仁10g，连翘10g，薄荷10g，桔梗10g，甘草5g，防风15g，蔓荆子10，前胡10g，姜半夏10g，化橘红10g。3剂。

二诊：前进疏风解表、化瘀宁嗽之品，表邪已解，咳嗽大减，但头痛未已，依然伴头胀头重、头昏、口苦、胸稍闷、口渴不喜饮，舌苔黄腻，脉濡数。辨为湿热为患，上扰清空，治以清热燥湿，芳香化浊，改用清空汤加味。

[处方] 川芎15g，柴胡10g，黄连5g，防风15g，羌活10g，炙甘草5g，

黄芩 15g，细辛 5g，藿香 10g，佩兰 10g。5 剂。

三诊：2015 年 11 月 4 日，服 14 剂后，头痛基本消失，情绪好转，余症皆消，为巩固疗效，续服上方 7 剂。随访 3 个月，头痛未再发作。

四诊：症状日见减轻，自行上方续服 10 剂，诸症皆瘥，腻苔已化，脉转和缓。2001 年 7 月追访，3 年来头痛未发，仅春夏之交时稍有头重而已，能耐受，未再服药。

按语：本案为外感风热之头痛，其头痛是旧病，外感风热是新病，新病为急，故以桑菊饮加减透其风热，化其痰湿，药后表邪渐解，而湿热头痛明显，治以清热燥湿，方取清空汤，服药 20 剂，加藿香、佩兰芳香化浊；加细辛行窜开滞以治头痛的能力，终获痛止。

清上泻火汤

昔有人年少时气弱，常于气海三里灸之，节次约五七十壮[1]，至年老添热厥头痛，虽冬天大寒，犹喜寒风，其头痛则愈，微来暖处，或见烟火，其痛复作，五七年不愈，皆灸之过也。

荆芥穗　川芎以上各二分　蔓荆子　当归身　苍术以上各三分　酒黄连　生地黄　藁本　甘草以上各五分　升麻　防风以上各七分　酒黄柏　炙甘草　黄芪以上各一钱　酒黄芩　酒知母以上各一钱五分　羌活三钱　柴胡五钱　细辛少许　红花少许

上锉如麻豆大，分作二服，每服水二盏，煎至一盏，去渣，稍热服，食后。

【注释】

[1] 壮：量词。艾灸，一灼称一壮。

【精解】

本方治疗因过用灸法温阳所致之火热上扰头面之症，方中以芩、连、柏苦寒之品配以生地、知母甘寒之品，泻火存阴，黄芪、归身益气养血，苍术苦温燥湿，红花活血止痛，配以荆芥穗、川芎、蔓荆子、藁本、升麻、防风、羌活、细辛等大队辛温之风药，散头面风邪，同时使药力上达。

补气汤

服前药之后服此药。

柴胡二分　升麻三分　黄芪八分　当归身二钱　炙甘草四钱　红花少许

上㕮咀，作二服，水二盏，煎至一盏，去渣，稍热服，食后。

【精解】

本方为治疗头痛的善后方，方中以当归、黄芪、甘草益气养血，红花活血止痛，柴胡、升麻引经，使药力上达头面，诸药同用，共奏补益气血、活血止痛之功。

细辛散

治偏正头痛。

细辛　瓦粉以上各二分　生黄芩　芍药以上各五分　酒黄连　川芎以上各七分　炒黄芩　酒黄芩以上各一钱　炙甘草一钱五分　柴胡二钱

上为粗末，每服三钱，水一大盏半，煎至一盏，取清，食后服之。

【精解】本方以黄芩、黄连苦寒泻火之品配以瓦粉辛寒之品、芍药酸寒之品，使火热自除，以细辛、柴胡、川芎疏散风邪，甘草调和诸药。

羌活汤

治风热壅盛，上攻头目昏眩。

炙甘草七分　泽泻三钱　瓜蒌根酒洗　白茯苓　酒黄柏以上各五钱　柴胡七钱　防风　细黄芩酒洗　酒黄连　羌活以上各一两

上为粗末，每服五钱，重水二中盏，煎至一盏，取清，食后、临卧、通口热服之。

【精解】羌活汤主治风热上攻所引起的头目昏眩，方中以黄芩、黄连、黄柏苦寒泻火，以瓜蒌根甘寒之品配清热化痰，泽泻、白茯苓淡渗利湿，防风、柴胡、羌活散头面之风邪，以甘草之甘调和诸药。

【病案举隅】

肝经风热目疾案

鲍某，男，9岁，汉族，小学三年级学生。1986年8月25日初诊。

因8月20日刮风后，自觉左眼睛干涩，流泪，畏光，痒痛，视物不见，视力基本消失。检查患眼：白睛红赤，黑睛混浊不清，混浊布满整个黑睛，表面粗糙，晦暗无华，舌苔薄，脉浮数。

[辨证]肝经风热，治宜散热祛风，予以羌活汤加减试之。

[处方]羌活、柴胡各8g，荆芥、防风、白芷各6g，黄芩、菊花各8g，薄荷3g，谷精草10g，青葙子、白芍、夏枯草各8g。3剂水煎服，每日1剂，日服2次。

二诊：自述上述症状明显好转，视力增加，2m内可辨清手指的个数。查白睛红赤消退，黑睛浑浊明显减轻，故仍进原方3剂。

三诊：患眼视力基本恢复正常，但久视后，易困乏、头晕等。前方去荆芥、青葙子、谷精草，加白术8g，当归、川芎各6g，白芍改赤芍，再进2剂以调理气机巩固疗效。十日后追询，诸症消失，视物正常。

彭致忠. 羌活汤加减治疗肝经风热型混睛障[J]. 新疆中医药. 1987(04): 54.

按语： 本案为肝经风热所致目视羞明，选用羌活汤加减散热祛风，方中以羌活、柴胡、荆芥、防风等大队风药疏散头风，以黄连、菊花等药疏散风热，又以白芍养肝血以明目，多药同入，得以取效。

养神汤

治精神短，不得睡，项筋肿急难伸，禁甘温，宜苦味。

木香　橘皮　柴胡以上各一分　酒黄芩二分　人参　黄柏　白术　川芎以上各三分　升麻四分　苍术　麦蘖面　当归身　黄连以上各五分　甘草　半夏以上各七分　黄芪一钱

上㕮咀，每服五钱，水二大盏，煎至一盏，去渣，稍热服，不拘时候。

【精解】本方主治脾胃虚损所致之精神倦怠、项筋难伸，方中以人参、白术、黄芪补益中焦脾胃之气，配合木香、陈皮、半夏、苍术、麦芽健脾化湿，散中焦之滞气。当归身养血，柴胡、升麻引药上行，使脾胃之气得以生发，春夏之令得复。黄柏、黄芩、黄连既苦寒泻火，又防壮火食气。

安神汤

治头痛，头旋眼黑。

生甘草　炙甘草以上各二钱　防风二钱五分　柴胡　升麻　酒生地黄　酒知母以上各五钱　酒黄柏　羌活以上各一两　黄芪二两

上为粗末，每服五钱，水二大盏半，煎至一盏半，加蔓荆子五分、川芎三分，再煎至一盏，去渣，临卧热服。

【精解】本方主治元气不足，阴火炽盛所致之头痛，方中以二两黄芪补益中气，生地、知母配以黄柏泻肾间之阴火，升麻、柴胡、防风、羌活诸风药引药上行，甘草调和诸药，同时助黄芪补益中焦。

半夏白术天麻汤

范天骙之内有脾胃证，时显烦躁，胸中不利，大便不通，而又为寒气怫郁，闷乱大作，火不伸故也。疑其有热，服疏风丸，大便行，其病不减，恐其药少，再服七八十丸，大便复见两行，元证不瘥[1]，增以吐逆、食不能停、痰唾稠黏，涌出不止，眼黑头旋，恶心烦闷，气短促上喘，无力以言，心神颠倒，目不敢开，如在风云中，头苦痛如裂，身重如山，四肢厥冷，不得安卧。余料前证是胃气已损，复下两次，则重虚其胃，而痰厥头痛作矣，与此药而治之。

黄柏二分，酒洗　干姜三分　泽泻　白茯苓　天麻　黄芪　人参　苍术以上各五分　炒神曲　白术以上各一钱　麦蘖面　半夏汤洗　橘皮以上各一钱五分

上㕮咀，每服五钱，水二大盏，煎至一盏，去渣，热服，食前，一服

而愈。

此头痛苦甚，谓之足太阴痰厥头痛，非半夏不能疗。眼黑头旋，风虚内作，非天麻不能除。黄芪甘温，泻火补元气，实表虚，止自汗。人参甘温，泻火补中益气。二术俱苦甘温，除湿，补中益气。泽泻、茯苓利小便导湿，橘皮苦温，益气调中升阳。神曲消食，荡胃中滞气；大麦面宽中助胃气。干姜辛热，以涤中寒。黄柏大苦寒，酒洗，以疗冬天少火在泉发躁也。

【注释】

［1］瘥：疾病减轻，病愈。

【精解】本方主治因脾胃本虚，后因失治而致中焦阳气之损更著，出现头痛、身重等症状。方中以黄芪、人参、白术补益中焦，半夏、陈皮、茯苓、泽泻、苍术健脾燥湿，麦蘖面、神曲消胃肠之积滞，干姜补阳守中，黄柏苦寒清热，天麻散头面之风邪以缓头痛。

【医案举隅】

高血压头痛头晕案

患者某，男，26岁。初诊日期：2011年2月8日。

患者头痛头晕反复发作，每于饮酒、劳累、熬夜之后加重，但患者一直未予重视。刻下症见：体形肥胖，肤色偏黑，体重100kg左右，目内眦鲜红，晨起口苦，口干，刷牙恶心，饮食、睡眠尚可，二便正常，下肢酸，按之略有凹陷，舌质偏红，舌苔薄白，脉同上。血压156/100mmHg。

［辨证］肝火、胃火夹痰饮上扰清窍，兼见湿热下注。

［治法］平肝降火，祛痰化饮，清热燥湿。

［处方］拟半夏白术天麻汤合二妙散。制半夏10g，炒苍术15g，天麻20g，陈皮10g，茯苓30g，生甘草6g，生石膏30g，黄柏10g，川芎20g，菊花30g，生姜3厚片，红枣（切开）5枚。5剂，水煎服，每日1剂。嘱咐患者查血生化全项，低盐饮食，注意休息，适当运动，暂时不用西药口服降压。

二诊：2011年2月14日，患者告知血生化中血脂均接近正常值的高限，5剂药后头痛头晕消失，下肢酸、水肿、口干口苦等均减轻，血压130/86mmHg。嘱咐患者处方不变，继续服用15剂以巩固疗效。随访至今，患者血压一直稳定，未服西药，未见不适主诉。

熊兴江，王阶. 论半夏白术天麻汤在高血压病中的运用［J］. 中华中医药杂志，2012，27（11）：2862-2865.

按语：本案为肝胃火热夹痰饮上攻之高血压，治疗选用半夏白术天麻汤平肝祛痰化饮合二妙散清热燥湿，其中增入石膏清胃火，菊花清肝火，川芎活血行气止痛，效果显著。

口齿咽喉门

【提要】本部分主要阐述李东垣治疗口齿疾病的思路及方剂。东垣认为，"齿者，肾之标"，故在临证中多从肾论治，常用的药有羊胫骨灰、益智仁、生熟地、没食子、五倍子等，牙齿又为阳明经所过，故东垣常根据病情的不同选用入阳明经之升麻、白芷、石膏等。其在治法上灵活多变，擅根据寒热属性之不同调整药物的寒热比例，药物的用法也是灵活多样，既有外服，也有内用。

口齿论

论曰：夫齿者肾之标，口者脾之窍，诸经多有会于口者。其牙齿，是手、足阳明之所过，上龈隶于坤土，乃足阳明胃之脉贯络也，止而不动；下龈嚼物，动而不休，手阳明大肠之脉所贯络也。手阳明恶寒饮而喜热，足阳明喜寒饮而恶热，其病不一。牙者，肾之标，亦喜寒，寒者坚牢，为病不同。热甚则齿动，龈断袒脱，作痛不已，故所治疗不同也。有恶热而作痛者，有恶寒而作痛者，有恶寒恶热而作痛者。有恶寒饮少热饮多而作痛者，有恶热饮少寒饮多而作痛者。有牙齿动摇而作痛者，有齿龈肿起为痛者。有脾胃中有风邪，但觉风而作痛者。又有牙上多为虫所蚀，其齿缺少而色变，为虫牙痛者。有胃中气少，不能于寒袒露其齿作痛者。有牙齿疼痛，而秽臭之气不可近者。痛既不一，岂可一药而尽之哉。

【精解】本段阐述了李东垣对口齿生理病理的认识，东垣认为"齿者，肾之标。口者，脾之窍"，口齿与脾肾关系密切，同时"牙齿是手足阳明之所过"，故在治疗时可考虑从阳明论治。口齿相关疾病，其病状各异，故东垣强调灵活辨证治疗。

羌活散

治客寒犯脑，风寒湿脑痛，项筋急，牙齿动摇，肉龈袒脱疼痛。

藁本　香白芷　桂枝以上各三分　苍术　升麻以上各五分　当归身六分　草豆蔻仁一钱　羌活一钱五分　羊胫骨灰二钱　麻黄去根节　防风以上各三钱　柴胡五钱　细辛少许

上为细末，先用温水漱口净，擦之，其痛立止也。

【精解】羌活散主治风寒湿邪上泛于脑所致之脑痛项筋急、牙齿摇动，方中以麻黄、桂枝、羌活、防风、藁本、白芷、细辛等大队风药疏风散寒，苍术、草豆蔻健脾燥湿，升麻、柴胡载药上行，当归养血和血，防诸药之辛散温燥太过，羊胫骨补肾益精，李东垣认为"齿者，骨之余，肾之标，故牙疼用羊胫骨以补之"。

草豆蔻散

治寒多热少，牙齿疼痛。

细辛叶　防风以上各二分　羊胫骨灰　熟地黄以上各五分　当归六分　草豆蔻仁　黄连以上各一钱三分　升麻二钱五分

上为细末，同前，牙痛处擦之。

【精解】草豆蔻散主治热多寒少之牙痛，方中以黄连清泻火邪，升麻载药上行兼助黄连清热解毒，草豆蔻温化湿邪，细辛、防风疏散风邪，羊胫骨灰、熟地补肾益精固齿，当归养血和脉。

麻黄散

治冬寒时分，寒湿脑痛，项筋急，牙齿动摇疼痛。

防风　藁本以上各三分　羊胫骨灰　当归身　熟地黄以上各六分　草豆蔻仁　升麻　黄连以上各一钱　羌活一钱五分　麻黄不去节　草龙胆酒洗　生地黄以上各二钱　细辛少许

上为细末，依前药法擦之。

【精解】麻黄散主治冬月感寒所致之齿痛项筋急，方中以麻黄、防风、藁本、羌活、细辛疏散风寒，当归、生地、熟地滋阴养血，羊胫骨灰补肾固齿，黄连、龙胆草清泻心胃肝胆之火，草豆蔻助风药祛除湿邪，升麻载药上行。

热牙散（一名麝香散）

治大热，牙齿瘤露根肉，龈脱血出，齿动欲落，疼痛妨食，忤[1]凉少，忤热多。

熟地黄二分　益智仁二分半　当归身　生地黄　麻黄根　酒汉防己　人参以上各三分　升麻一钱　草豆蔻　黄连以上各一钱五分　羊胫骨灰二钱　麝香少许

上为细末，如前药擦之。

【注释】

[1] 忤（wǔ）：不喜。

【精解】热牙散主治热邪上犯所致之龈脱血出、齿动欲落，方中以黄连清热泻火，升麻载药上行，麻黄根收涩、固虚，人参、熟地、生地、当归身益气养血滋阴，益智仁、羊胫骨灰补肾益精，草豆蔻辛温化湿，汉防己清热利水，麝香辛香走窜以通络止痛。

治虫散（一名白芷散）

治大寒犯脑，牙齿疼痛，及虫痛，胃经湿热肿痛。

桂枝一分　熟地黄二分　藁本　白芷以上各三分　当归身　益智仁　黄连以上各四分　羌活五分　吴茱萸八分　草豆蔻　黄芪　升麻以上各一钱　羊胫骨灰二钱　麻黄不去节，二钱五分

上为细末，同前擦之。

【精解】治虫散主治寒邪犯脑、胃热虫蚀所致之牙齿疼痛，方中以麻黄、桂枝、藁本、白芷、羌活疏风散邪，吴茱萸散寒止痛，升麻散阳明之风邪，益智仁、羊胫骨灰补肾益精，黄芪、当归身、熟地益气养血，草豆蔻助风药化湿。

益智木律散

治寒热牙痛。

木律[1]二分　当归　黄连以上各四分　羊胫骨灰　益智皮　熟地黄以上各五分　草豆蔻皮一钱二分　升麻一钱五分

上为细末，用度如前擦之。如寒牙痛，不用木律。

【注释】

[1] 木律：即胡桐泪，治风牙齿痛。

【精解】益智木律散主治诸寒热牙痛，方中以黄连清泻心胃之火，木律助黄连清热止痛，熟地、益智仁、羊胫骨灰滋肾填精固齿，当归养血和脉，草豆蔻健脾燥湿，升麻载诸药上行。

蝎梢散

治大寒风犯脑，牙痛。

白芷　当归身　柴胡以上各二分　桂枝　升麻　防风　藁本　黄芪以上各三分　羌活五分　草豆蔻皮一钱　麻黄去节，一钱五分　羊胫骨灰二钱五分　蝎梢少许

上为细末，如前法用之。

【精解】本方主治风寒犯脑所致之牙痛，方中以白芷、桂枝、防风、藁本、麻黄、羌活之大队风药疏风散寒，蝎稍祛风通络止痛，当归身、黄芪益气养血，羊胫骨灰温肾固齿，草豆蔻化湿健脾，升麻、柴胡引药上行。

白牙散

白芷七分　升麻一钱　石膏一钱五分　羊胫骨灰二钱　麝香少许

上为细末，先用温水漱口，擦之妙。

【精解】本方治疗阳明热盛所致之牙痛，方中以石膏、升麻散阳明之热邪，白芷散阳明之风邪，羊胫骨灰温肾固齿，麝香行气通络以助行药力。

刷牙药

麝香一分　生地黄　酒防己　熟地黄以上各二分　当归身　人参以上各三分　草豆蔻皮五分　升麻一钱　羊胫骨灰　黄连以上各二钱　白豆蔻　草豆蔻以上各三钱　没石子[1]三个　五倍子一个

上为极细末，如前法擦之妙。

【注释】

[1]没石子：为没食子蜂幼虫寄生于壳斗科植物没食子树幼枝上所产生的虫瘿，味苦、温，无毒，固气、涩精、敛肺、止血，用有窍者良。

【精解】刷牙药中以没食子、五倍子、羊胫骨灰固肾益齿，白豆蔻、草豆蔻化湿健脾，黄连、防己清热泻火，生地、熟地益肾滋阴，人参、当归补气养血，升麻引药上行，麝香行气开窍以助行药力。

独圣散

治一切牙痛风疳[1]。

北地蒺藜不拘多少，阴干

上为细末，每用刷牙。以热浆水漱牙外，粗末熬浆水刷牙，大有神效，不可俱述。

【注释】

[1]风疳（gān）：牙病。

【精解】蒺藜辛、苦，微温，具有活血祛风之效，故本方仅用此一味，研末刷牙，即可祛风止痛。

当归龙胆散

治寒热停牙痛。

香白芷　当归梢　羊胫骨灰　生地黄以上各五分　麻黄　草豆蔻皮　草龙胆　升麻　黄连以上各一钱

上为细末，如前法擦之，神效。

【精解】当归龙胆散治疗风寒侵袭，内有郁热所致之牙痛，方中以麻黄、白芷疏散外邪，黄连、龙胆草清在里之湿热，草豆蔻健脾燥湿，生地、当归滋阴养血以扶正，羊胫骨灰益肾固齿，升麻载药上行。

牢牙地黄散

治脑寒痛及牙痛。

「兰室秘藏」临证精解

藁本二分　生地黄　熟地黄　羌活　防己　人参以上各三分　当归身　益智仁以上各四分　香白芷　黄芪以上各五分　羊胫骨灰　吴茱萸　黄连　麻黄以上各一钱　草豆蔻皮一钱二分　升麻一钱五分

上为细末，如前法擦之。

【精解】本方治疗寒邪所致之牙痛，方中以麻黄、藁本、羌活、白芷疏散风寒，以吴茱萸散厥阴寒邪，防己、黄连泻火，防己兼能利水，黄芪、人参、当归、熟地益气养血，草豆蔻和中化湿，益智仁、羊胫骨温肾固齿，升麻载药上行。

细辛散

治寒邪风邪脑疼，牙齿痛。

柴胡　防风　升麻　白芷以上各二分　桂枝二分半　麻黄去节　藁本　苍术以上各三分　当归身四分　草豆蔻五分　羊胫骨灰　羌活以上各一钱五分　细辛少许

上为细末，先漱后擦之佳。

【精解】本方主治风寒之邪所致之牙痛，方中以麻黄、桂枝、防风、羌活、白芷、藁本、细辛之大队风药疏散风寒邪气，苍术、草豆蔻健脾燥湿，治疗挟于风寒之湿，当归身养血和脉，羊胫骨灰温肾固齿，柴胡、升麻载药上行。

立效散

治牙齿痛不可忍，痛及头脑项背，微恶寒饮，大恶热饮。其脉上中下三部阳虚阴盛，是五脏内盛，六腑阳道脉微小，小便滑数。

细辛二分　炙甘草三分　升麻七分　防风一钱　草龙胆酒洗四钱

上㕮咀，都作一服，水一盏，煎至七分，去渣，以匙抄在口中，煤痛处，待少时则止。

如多恶热饮，更加草龙胆一钱，此法不定，随寒热多少，临时加减。若更恶风作痛，加草豆蔻、黄连，以上各五分，勿加草龙胆。

【精解】本方主治气虚兼阳热有余之证，因卫气亏虚，卫表不固，故微恶寒饮，因阳热有余，故大恶寒饮。《经》云"壮火食气"，故本方以龙胆草清热泻火，火消则气长，细辛、防风疏散犯表之风寒邪气，升麻载诸药上行，炙甘草调和诸药。

牢牙散

治牙龈肉绽有根，牙疳肿痛，牙动摇欲落，牙齿不长，牙黄口臭。

羌活一两　草龙胆酒洗，两五钱　羊胫骨灰一两　升麻四两上为细末，以纱罗子罗骨灰，作微尘末，和匀，卧时贴在牙龈上。

【精解】本方主治阳明胃火炽盛所致之牙动摇欲落、牙黄口臭。方中以龙胆草清热泻火，以升麻引药入阳明，羌活疏散风邪，羊胫骨灰补肾固齿。

清胃散

治因服补胃热药，致使上下牙疼痛不可忍，牵引头脑、满面发热，大痛。足阳明之别络入脑，喜寒恶热，乃是手足阳明经中热盛而作也。其齿喜冷恶热。

当归身　拣细黄连如连不好，更加二分，夏月倍之　生地黄酒制，以上各三分　牡丹皮五分　升麻一钱

上为细末，都作一服，水一盏半，煎至一盏，去渣，待冷服之。

【精解】清胃散主治因服用热药等原因所致之胃火炽盛，牙痛剧烈。全方以黄连、丹皮清热泻火，升麻引药入阳明，当归、生地养血滋阴。诸药合用，共奏养阴泻火之功。

【医案举隅】

一、胃热口臭案

杨某，女，27岁，2008年4月21日初诊。患者口臭、口干多年，食欲不振，胃不胀，手足心热，大便正常，舌干红少苔，脉濡数。

[辨证] 胃火亢盛，热毒上攻，耗伤阴液。

[治法] 清热解毒滋阴、凉血活血。方用清胃散加减。

[处方] 芦根15g，竹叶12g，藿香12g，佩兰10g，连翘10g，炙僵蚕10g，升麻10g，黄连3g，露蜂房10g，全当归10g，大生地12g，丹皮12g，泽兰12g，泽泻12g。水煎，每日1剂，分2次服。

连服2周后，复诊口臭、口干等症状明显消失。

按： 本案为湿热内蕴，胃火上攻而致的口臭。选用清胃散以清胃凉血，方中黄连直泄胃火，升麻升而能散，可直泄郁遏之火，两药苦降与升散并用。生地凉血滋阴；当归养血和血消肿；丹皮凉血清热，活血化瘀。诸药合用，共奏清热凉血之效，使火降热清，血止肿消。藿香、佩兰具有芳香化浊，开胃止呕功效，露蜂房有祛风止痛，攻毒杀虫之效；僵蚕散风止痛止痒；蒲黄具有止血、化瘀之效。综合全方，具有清热解毒散结化湿之效，治疗口臭疗效显著。

二、阳明经气郁滞之痤疮案

刘某某，男，23岁，患痤疮数年，辗转四处治疗，病情时重时缓，无法痊愈，深为苦恼。观其以往所服方药多是清热止痒之类。现患者额前、颊部、口周、耳前可见较多粟粒样大小淡红色或紫红色皮疹、结节，部分皮疹顶部已

78

经化脓，压之疼痛，时而瘙痒。心烦，多食，口臭，便秘，舌尖红，苔薄黄微腻，脉弦滑数。

[治法] 泄相火，清心火，升发阳明经气。

[处方] 知母20g，黄柏12g，藿香10g，白蔻仁10g，薏苡仁20g，升麻6g，法半夏10g，白芷10g，茯苓15g，陈皮12g，连翘12g，浙贝母10g，当归6g，生地黄10g，柴胡6g。4剂，水煎服，2日1剂，早晚分服。

二诊：服药后痤疮范围减小，皮疹数目减少，色泽变暗淡。守前方加减，继服3剂。

三诊：痤疮基本治愈。

按语： 本案为相火上攻、阳明气郁之痤疮，治疗中当以清泄相火，升发阳明为要，治疗当选用清胃散。方中知母、黄柏泄相火；藿香、白蔻仁芳香化湿，薏苡仁淡渗利湿；升麻、白芷透发阳明经气；法半夏、陈皮、茯苓行气燥湿化痰；连翘透热转气又可微清心火；浙贝母散结泄热；当归、生地黄补益阴血；最后稍加柴胡清宣少阳郁热。

神功丸

治多食肉人，口臭不可近，牙齿疳蚀，牙龈肉将脱，牙齿落，血不止。

兰香叶_{如无，藿香代之}　当归身　藿香叶　木香_{以上各一钱}　升麻二钱　生地黄酒洗　生甘草_{以上各三钱}　黄连去须择净，酒洗秤　缩砂仁_{以上各五钱}

上同为细末，汤浸饪[1]饼为丸，如绿豆大，每服一百丸，或加至二百丸止，白汤下，食远服。

兼治血痢及血崩，及血下不止，血下褐色，或紫色、黑色，及肠澼下血。空心服，米汤下。其脉洪大而缓者，及治麻木，厥气上冲，逆气上行，妄闻妄见者。

【注释】

[1] 饪（rèn 认）：煮熟。

【精解】 神功丸主治胃中湿热所致之口臭。方中以兰香叶、藿香芳香化湿醒脾，木香、砂仁行气化湿，黄连清泄胃热，升麻引药入阳明，甘草助黄连清热解毒，生地、当归身滋阴养血，诸药合用，共奏化湿行气，清热养血之功。

桔梗汤

治咽肿微觉痛，声破。

当归身　马勃_{以上各一分}　白僵蚕　黄芩_{以上各三分}　麻黄五分，不去节　桔梗　甘草_{以上各一钱}　桂枝少许上为粗末，作一服，水二大盏，煎至一盏，去渣，稍热服之，食后。

【精解】桔梗汤主治风热袭肺所致之咽喉肿痛，方中以少量的麻黄、桂枝配以白僵蚕疏散风热邪气，助肺之宣降，黄芩擅清肺热，马勃、桔梗清利咽喉，当归身滋阴养血以养肺体，甘草调和诸药。

又方治口疮久不愈者。黄柏不计多少，真者，蜜涂其上，炙黄色上为细末，干糁疮上，临卧。忌醋酱盐。

【精解】本方以黄柏一味单行，取其清下焦热邪之效，药简力专，治疗热结下焦而致之口疮。

神验法

治口疮，无问久新。

夜间将二丸[1]以历紧，左右交手揉三五十次，但遇睡觉行之，如此三五度。因湿而生者，一夜愈；久病诸般口疮，三二夜愈。如鼻流清涕者，历之二丸揉之，数夜可愈。

《内经》云：膀胱移热于小肠，膈肠不便，上为口糜。易老五苓散与导赤散合而饮之。

【注释】

[1] 二丸：指睾丸。

【精解】本节主要介绍了口疮的内外治法，李东垣认为口疮与下焦湿热相关，盖任脉"起于胞中，下出于会阴"且"环绕口唇，交会于督脉之龈交穴"，任督二脉将口唇与会阴相联系，故用此外治法可愈。在阐述内治法时，东垣引用《素问·气厥论》中"膀胱移热于小肠，膈肠不便，上为口糜"，故以通利小便之五苓散与导赤散使热邪从小便而解。

呕吐门

【提要】本部分列载了李东垣治疗呕吐的四方，为丁香茱萸汤、白术汤、补肝汤、吴茱萸丸，或甘温补中或化痰祛风或温阳散寒，均体现了李东垣注重培补中焦，慎用寒凉攻伐的思想。

丁香茱萸汤

治呕吐哕，胃虚寒所致。

黄柏三分　炙甘草　丁香　柴胡　橘皮以上各五分　升麻七分　吴茱萸　苍术　人参以上各一钱　当归身一钱五分　草豆蔻仁　黄芪以上各二钱

上为粗末，每服五钱，水二大盏，煎至一盏，去渣，稍热服，食前。

【精解】丁香茱萸汤主治虚寒型呕吐，方中以黄芪、人参补益中气，吴茱萸温阳散寒，丁香温胃止呕，柴胡、升麻升脾胃之清阳，草豆蔻、苍术、橘皮健脾燥湿，当归养血和脉，少加黄柏降火以助复元气，同时防止诸药燥热伤阴，炙甘草调和诸药。全方攻补兼施充分体现了东垣补中气、升清阳、泄阴火、燥脾湿之调理脾胃思想。

白术汤 (一名茯苓半夏汤)

治胃气虚弱，身重有痰，恶心欲吐，是风邪羁绊于脾胃之间，当先实其脾胃。

炒神曲二钱　陈皮　天麻以上各三钱　白术　白茯苓　麦蘖面炒黄色　半夏以上各五钱

上吹咀，每服五钱，水二盏，入生姜五片，同煎至一盏，去渣，稍热服之。

【精解】白术汤主治素体脾虚为痰湿所困，后感受风邪所致之恶心欲吐，方中以半夏、陈皮、白术、茯苓祛湿化痰兼健脾益气以治其本，生姜降逆止呕以治其标，天麻祛除风邪，麦蘖面、神曲消食导滞，全方攻补兼施、标本兼治，则邪气自除，脾胃功能得以恢复。

补肝汤 (一名柴胡半夏汤)

治素有风证，不敢见风，眼涩，头痛眼黑，胸中有痰，恶心，兀兀欲吐，遇风但觉皮肉紧，手足难举重物，如居暖室，少出微汗，其证乃减，再或遇风，病即复。

柴胡　升麻　藁本以上各五分　白茯苓七分　炒神曲　苍术以上各一钱　半夏二钱　生姜十片

上为粗末，都作一服，水二大盏，煎至一大盏，去渣，稍热服。

【精解】补肝汤适用于素体怕风兼胸中有痰，恶心欲吐。方中以藁本祛风散寒，柴胡、升麻升发阳气，三药同用，则畏风症状自除，生姜温中降逆止呕，半夏、苍术、茯苓燥湿化痰，祛胸中之痰，神曲消积导滞，防止食积生痰。

吴茱萸丸 (一名木香利膈丸)

治寒在膈上，噎塞，咽膈不通。

木香　青皮以上各二分　白僵蚕　姜黄　泽泻　柴胡以上各四分　当归身　炙甘草以上各六分　益智仁　人参　橘皮　升麻　黄芪以上各八分　半夏一钱　草豆蔻仁　吴茱萸以上各一钱二分　麦蘖面一钱五分

上为细末，汤浸饪饼为丸，如绿豆大，每服二三十九，温水送下，勿多饮汤，恐速下，细嚼亦得。

【精解】吴茱萸丸以益智仁、吴茱萸温阳散寒，《本草新编》中载吴茱萸"主咽塞气不通，散气膈冷气窒塞，驱脾胃停寒"，人参、黄芪、炙甘草补益中气，升麻、柴胡升发清阳，橘皮、半夏、草豆蔻、泽泻化湿健脾，木香、青皮调畅脾胃气机，麦芽消食，同时助木香、青皮理气，姜黄活血行气，白僵蚕化痰散结，全方以甘温补中为主，佐以活血行气、消食导滞、化痰散结之品，则噎塞之症自除。

衄血吐血门

【提要】本部分主要列举了李东垣治疗吐血、衄血等出血性疾病的方剂。东垣治疗此类疾病的过程中多以益气摄血为主如黄芪，辅以养血充脉之剂如生脉饮、四物汤。此外，东垣善于针对病情的不同，灵活用药。根据脾胃虚损的情况，或单纯益气，或在益气健脾基础上配合健脾燥湿、升提清阳之品。如患者本有瘀血，东垣在其方中加苏木，将当归身易为当归梢。如患者为外寒束表，里有郁热，东垣则以疏散风寒法，表解则郁热自除。

麦门冬饮子

治吐血久不愈，以三棱针于气街上出血，立愈。更服：

黄芪一钱　麦门冬　当归身　生地黄　人参以上各五分　五味子十个

【精解】麦门冬饮子主治因气虚所致吐血久不愈，盖气能摄血，气虚则无力固摄血液而致出血，血出久不愈后则血虚，方中以黄芪益气为君，气生则血旺，再以生脉饮加当归、生地滋阴养血以充脉，诸药同用，益气滋阴，养血和脉，则吐血自愈。

人参饮子

治脾胃虚弱，气促气弱，精神短少，衄血[1]吐血。

麦门冬二分　人参去芦　当归身以上各三分　黄芪　白芍药　甘草以上各一钱　五味子五个

上为粗末，都作一服，用水二盏，煎至一盏，去渣，稍热服。

【注释】

[1] 衄（nǜ）血：非外伤所致的某些部位的外部出血证。

【精解】人参饮子主治脾胃虚弱，气血亏虚所致之衄血、吐血，方中以黄芪、人参益气固血，以麦冬、当归身、白芍、甘草滋阴养血，五味子补气生津，诸药同用，共奏益气固血、滋阴充脉之功。

【医案举隅】

乳腺癌后咳嗽咳痰案

患者，女，53岁。2014年7月初诊。

［现病史］左侧乳腺癌术后辅助放疗后1周，患者出现咳嗽、咯痰，痰不易咯出，痰色黄，口干、咽干，胸闷不适，无咯血，手心汗多，胸部烦热，疲劳感，大便不成形，小便如常，舌红苔薄白，边齿痕，脉细略数。2013年7月肺部CT提示：左下肺间质性炎症，考虑放疗所致。

［辨证］肺脾气阴两虚。

［治法］培土生金，补脾益肺法。

［处方］给予人参饮子化裁。人参10g，麦冬15g，五味子6g，黄芪30g，当归6g，白芍10g，甘草6g，鱼腥草30g，百部10g，枇杷叶10g，白前10g，7剂，水煎服，日1剂，日2次。

二诊：追问患者未使用激素治疗，诉咳嗽、咯痰好转，口干、咽干好转，乏力症状好转，仍手心汗出，大便不成形，略感腹胀，舌红苔白，边齿痕，脉细。

［处方］守上方加人参用量至15g，加生白术15g、茯苓12g、陈皮10g、款冬花10g、地龙10g，7剂，服用方法同前。

三诊：患者诉咳嗽基本消失，大便成形，乏力好转，舌淡红，苔薄白，脉细。守前方14剂，服用方法同前。嘱半月后复出肺部CT。

四诊：患者未诉明显不适，精神一般，饮食好转，大小便如常，舌淡红，苔薄白，脉缓。肺部CT提示：左下肺炎症基本吸收。少许纤维条索。处方：嘱继续服用本方1个月。

张海明，丁浩，罗丹，等．人参饮子基于"培土生金"理论防治放射性肺损伤机制探讨［J］．时珍国医国药，2020，31（6）：1430-1431.

按语：本案为术后肺脾气阴两虚证。应给予培土生金法补脾益肺，选用人参饮子加减以治疗，并着重加用宣肺止咳化痰药，服药后，患者咳嗽、咯痰症状好转。二诊时主要以脾虚、阴虚症状为主，遂在原方基础上加强健脾培土功效药物，另加地龙止咳平喘通络。三诊、四诊时，患者不适症状基本消失。继续服用前方，巩固疗效，达到收尾工作。

一贫者有前证，以前药投之愈，继而至冬天，居旷室中，卧大热炕，而吐血数次，再来求治，料此病久虚弱，附脐有形，而有火热在内，上气不足，阳气外虚，当补表之阳气，泻其里之虚热，是其法也。冬天居旷室，衣盖单薄，是重虚其阳，表有大寒，壅遏里热，火邪不得舒伸，故血出于口。忆仲景《伤寒论》中一证，太阳伤寒，当以麻黄汤发汗，而不与之，遂成衄，却与麻黄汤立愈，此法相同，予遂用之。

【精解】这里介绍了东垣用发表法治疗血证，盖就诊者为贫苦之人，于严冬居于空旷之室，本就阳虚，其衣着单薄，则"重虚其阳"，同时患者卧于大热之炕，热邪入里，则里有郁热，故东垣宗仲景法，以麻黄汤开其腠理，则里热得泄，外寒自除。

三黄补血汤

治六脉俱大，按之空虚，心面赤，善惊，上热，乃手少阴心脉也，此气盛多而亡血，以甘寒镇坠之剂，大泻其气，以坠气浮；以甘辛温微苦，峻补其血。

牡丹皮　黄芪　升麻以上各一钱　当归　柴胡以上各一钱五分　熟地黄　川芎以上各二钱　生地黄三钱　白芍药五钱

上㕮咀，如麻豆大，每服五钱，水二大盏，煎至一大盏，去渣，稍热服，食前。如两寸脉芤[1]，血在上焦，或衄血，或呕血，与犀角地黄汤则愈。

【注释】

［1］脉芤（kōu）：阴分阻隔三阳，阳气被阻挡在外的状态。

【精解】三黄补血汤主治阴血不足，虚热内扰所致之亡血。方中以四物汤"峻补其血"，其中白芍增至五钱，以酸收敛阴，加生地、丹皮滋阴清虚热，黄芪、升麻、柴胡益气升阳，使气生则血旺。

救脉汤（一名人参救肺散）

治吐血。

甘草　苏木　陈皮以上各五分　升麻　柴胡　苍术以上各一钱　当归梢　熟地黄　白芍药　黄芪　人参以上各二钱

上为粗末，都作一服，水二大盏，煎至一盏，去渣，稍温食前服。

【精解】本方主治脾胃虚弱，气血生化乏源兼瘀血阻滞所致之吐血，方中以人参、黄芪益气，熟地、白芍滋阴养血，当归梢既养血又活血，苏木擅"破死血"，瘀血去则心血自生。苍术、陈皮健脾燥湿，升麻、柴胡升提清阳，为东垣调理脾胃之常用药对。全方体现了东垣益气养血、调理脾胃、祛瘀生新等治血思想。

麻黄桂枝汤

人参益上焦元气不足，而实其表也 麦门冬保肺气，以上各三分 桂枝以补表虚 当归身和血养血，各五分 麻黄去根节 甘草补其脾胃之虚 黄芪实表益卫 白芍药以上各一钱 五味子五个，安其脉气

上以水三盏，先煮麻黄一味，令沸去沫，至二盏，入余药，同煎至一盏，去渣，热服，临卧。只一服而愈，更不再作。

【精解】麻黄桂枝汤主治外有寒邪束表，在内气血亏虚之证。方中以桂枝汤去生姜、大枣加麻黄以散风寒邪气，开其腠理，以生脉饮加当归、黄芪以益气养血，滋阴充脉。全方别出心裁，以辛温发散药配合益气养血滋阴药，内外兼治，气畅则血液运行自然恢复正常。

黄芪芍药汤

治鼻衄[1]血多，面黄，眼涩多眵，手麻木。

葛根 羌活以上各五钱 白芍药 升麻以上各一两 炙甘草二两 黄芪三两

上㕮咀，每服五钱，水二盏，煎至一盏，食后温服。六脉弦细而涩，按之空虚，其色必白而夭不泽者，脱血也，此大寒证。以辛温补血益血，以甘温甘热滑润之剂以佐之则愈，此亡血亦伤精气。

【注释】

[1]鼻衄：由于脏腑虚损、卫表不固所致的，以突发和反复发作的鼻痒、喷嚏、流清涕、鼻塞等为主要特征的鼻部疾病。

【精解】本方主治气虚所致之鼻衄，盖气能摄血，气失固摄，则血行脉外而致出血，气虚则推动血液运行之力衰减，故患者出现四肢麻木。气虚则清阳不升，故眼涩多眵，气虚则无以生血，故面黄。方中以三两黄芪益气摄血以治其本，白芍养肝阴，助黄芪养血，葛根、羌活、升麻升发清阳，使气得升，官窍得养。

止衄血法

治鼻血久不止，素有热而暴作者，诸药无验，神法以大白纸一张作八摺[1]或十摺，于极冷水内浸湿，置顶中，以热熨斗熨之，至一重或二重纸干，立止。

【注释】

[1]摺（zhé）：用纸叠起来的册子。

【精解】本段所载为东垣治疗鼻衄之外治法，将纸张浸湿后置于头顶，以

热熨法将其熨干，头顶为百会穴所在，以此法可升发阳气，类似于益气升提法，改为外治法后收效迅速，适用于鼻血暴作者。

腰痛门

【提要】本章主要列举了李东垣治疗腰痛诸方。从这些方子中可以窥见东垣治疗腰痛的治法思路，东垣认为风寒湿邪是腰痛的主要外因，气虚血瘀是腰痛的主要内因，故其在治疗中多用风药与益气活血药。此外，东垣治湿也别具特色，有淡渗利湿、升阳化湿、清热利湿、健脾燥湿、祛风胜湿等。

川芎肉桂汤

丁未冬，曹通甫自河南来，有役人小瞿，露宿寒湿之地，腰痛不能转侧，两胁搐急作痛，已经月余不愈矣。腰痛论中说，皆为足太阳、足少阴血络中有凝血作痛，间有一二证属少阳胆经外络脉病，皆宜去血络之凝乃愈。其《内经》有云：冬三月禁不得用针，只宜服药，通其经络，破其血络中败血，以此药主之。

酒汉防己 防风以上各三分 炒神曲 独活以上各五分 川芎 柴胡 肉桂 当归梢 炙甘草 苍术以上各一钱 羌活一钱五分 桃仁五个，去皮尖，研如泥

上㕮咀，都作一服，好酒三大盏，煎至一大盏，去渣，稍热食远服。

【精解】本方主治寒湿邪气侵袭，血脉瘀阻所致的腰痛不能转侧。方中以肉桂温阳化气，羌活、独活、防风疏散太阳风寒，川芎、柴胡散少阳风邪，苍术、酒制防己利水燥湿，则风寒湿邪自除。当归梢、桃仁活血散瘀，酒助当归、桃仁活血通经，盖不通则痛，以活血化瘀药散其瘀滞，则腰痛自除。神曲既能散风寒，又可助消食积。炙甘草甘缓，调和诸药。

【医案举隅】

一、反复腰痛案一

于某，男，34岁，2011年4月20日。

[主诉] 反复腰酸痛5年余。

[现病史] 患者反复腰酸痛不适5年余，劳累后加重，伴有阴囊潮湿，性欲低下，一直于当地医院及私人诊所等服用中药汤剂、中成药等治疗，症状时轻时重，来我院门诊求治。尿常规（-）；现症：腰酸痛，劳累及天气变化后腰痛加重，畏寒怕冷明显，阴囊潮湿，性欲低下，足部出汗明显，饮食、二便正常，舌质淡，苔白，脉沉细。

［中医诊断］外感风寒湿邪、肾虚瘀血。

［治法］祛风散寒除湿，活血通络，补肾助阳。

［处方］川芎肉桂汤加减。川芎20g，肉桂15g，独活15g，羌活15g，当归15g，苍术15g，桃仁15g，鸡血藤20g，淫羊藿15g，仙茅15g，杜仲20g，川续断20g，桑寄生20g，巴戟天20g，锁阳20g，附子10g，甘草15g。日1剂，水煎早晚分服。

二诊：2011年5月18日。患者服上方治疗后腰酸痛稍减轻、无明显畏寒感，足部出汗缓解，阴囊潮湿减轻，饮食、二便正常，舌质淡，苔白，脉沉细。上方去附子、锁阳，加熟地20g，山萸肉20g，狗脊15g，继服。

三诊：2011年6月15日。患者服上方治疗后腰酸痛明显减轻、畏寒怕冷感明显缓解，阴囊潮湿减轻，饮食、二便正常，舌质淡，苔白，脉沉细。嘱继服此方若干剂以巩固疗效。

陈明，王海艳，李莲花，等．张佩青教授应用川芎肉桂汤治疗腰痛经验举隅［J］．中国中西医结合肾病杂志，2017，18（01）：4-5．

二、反复腰痛案二

徐某，女，54岁，2011年4月22日。

［主诉］反复腰痛1年余。

［现病史］患者1年前无明显诱因出现腰痛，于当地医院检查尿常规：尿蛋白（+），尿潜血（++），肾功正常，予以黄葵胶囊、肾炎康复片、中药汤剂等治疗，尿蛋白在（+）到阴性波动，近日患者腰痛明显，复查尿蛋白（+），故来我院门诊求治。尿常规：尿蛋白（+），尿潜血（++），肾功正常，尿蛋白定量0.56g/24h；血压130/75mmHg。现症：腰酸痛明显，遇冷加重，乏力，尿频，夜尿3~4次，小腹凉，饮食正常，睡眠正常，大便日1次，舌质淡红，苔厚，脉沉细。

［西医诊断］慢性肾小球肾炎。

［中医诊断］腰痛属寒湿瘀血兼肾虚。

［治法］祛风散寒除湿，活血通络，补肾温阳。

［处方］川芎肉桂汤加减。川芎20g，肉桂15g，独活15g，当归20g，桃仁15g，防风15g，苍术15g，鸡血藤20g，山茱萸20g，熟地20g，杜仲20g，川续断20g，枸杞子20g，益智仁15g，乌药15g，覆盆子20g。日1剂，水煎早晚分服。

二诊：2011年5月18日。患者服上方治疗后腰酸痛明显减轻，乏力感减轻，尿频缓解，手足心热，时有尿泡沫多，小腹凉减轻，饮食及睡眠尚可，大便日 1 次，舌质淡红，苔白，脉沉细。化验：尿蛋白（+），尿潜血（+），尿蛋白定量 0.46g/24h，予以益气养阴，活血化瘀，补肾温阳法治疗。

[处方] 黄芪 30g，党参 20g，莲子 15g，地骨皮 15g，柴胡 15g，茯苓 20g，麦冬 15g，车前子 15g，女贞子 15g，枸杞子 15g，白花蛇舌草 15g，桃仁 15g，红花 15g，山茱萸 20g，熟地 20g，杜仲 20g，益智仁 15g，乌药 15g，覆盆子 20g，甘草 15g。日 1 剂，水煎早晚分服。

陈明，王海艳，李莲花，等. 张佩青教授应用川芎肉桂汤治疗腰痛经验举隅［J］. 中国中西医结合肾病杂志，2017，18（01）：4-5.

三、反复腰痛案三

李某，男，32 岁，2013 年 3 月 22 日。

[主诉] 腰痛半月。现病史：患者无明显诱因出现腰痛，乏力，于当地医院检查，未见明显异常，自行服用中药汤剂等治疗未见明显好转，故来我院门诊求治。查化验：尿常规（-），血生化正常，泌尿系彩超未见明显异常。血压 130/75mmHg。现症：腰痛，尤其寒冷或阴雨天加重，时有下肢沉重感，乏力，时有眼干涩，尿频，饮食正常，舌质淡紫，苔白，脉沉细。

[中医诊断] 腰痛外感风寒湿邪瘀血阻滞。

[治法] 祛风散寒除湿，活血通络。

[处方] 川芎肉桂汤加减。川芎 20g，肉桂 15g，独活 15g，当归 20g，苍术 15g，桃仁 15g，茯苓 20g，薏苡仁 20g，鸡血藤 20g，枸杞 15g，熟地 15g，杜仲 20g，川续断 20g，桑寄生 20g，决明子 20g，土茯苓 50g。日 1 剂，水煎早晚分服。

二诊：2013 年 4 月 12 日。患者服上方治疗后腰痛明显减轻，下肢沉重感减轻，乏力较前减轻，眼干涩缓解，尿频好转，饮食一般，大便稀溏，日 2 次，舌质淡紫，苔白，脉沉细。上方加白术 20g，太子参 15g，甘草 15g，继服。

三诊：2013 年 5 月 15 日。患者服用上方治疗后，腰痛较前明显减轻，无明显下肢沉重感，乏力缓解，饮食正常，大便日 1 次，舌质淡紫，苔白，脉沉细。继服上方以巩固疗效。

陈明，王海艳，李莲花，等. 张佩青教授应用川芎肉桂汤治疗腰痛经验举隅［J］. 中国中西医结合肾病杂志，2017，18（01）：4-5.

按语： 以上腰痛三案，均由寒湿阻滞而夹瘀血所致，治疗均选用川芎肉桂汤加减，方中桃仁、当归、川芎为活血行血之品，其桃仁"苦以泄滞血，甘以生新血"，川芎入血分，走督脉以治瘀通经络，当归味甘而重，补血而行血；

羌活、独活、防风、苍术、肉桂等为祛风除湿、散寒止痛之品；羌活"太阳经本经药也"，防风"太阳经本经药"，川芎"少阳经本经药"，独活"足少阴肾经行经之药"；诸药合方，共祛足太阳膀胱经、足少阴肾经、足少阳胆经之邪。加用鸡血藤，以达活血舒筋通络止痛。诸药同用，共奏温通散寒、散瘀止痛之功。

独活汤

治因劳役，腰痛如折，沉重如山。

炙甘草二钱　羌活　防风　独活　大黄煨　泽泻　肉桂以上各三钱　当归梢　连翘以上各五钱　酒汉防己　酒黄柏以上各一两　桃仁三十个

上㕮咀，每服五钱，酒半盏，水一大盏半，煎至一盏，去渣，热服。

【精解】独活汤主治风湿热邪阻滞经络所引起的腰痛，方中以黄柏清下焦湿热，连翘助黄柏清热解毒，泽泻、防己助黄柏祛湿，羌活、防风、独活祛除风邪，大黄、当归梢、桃仁活血祛瘀，肉桂制性存用，取其鼓舞气血运行之力，同时又防诸凉药伤及人体阳气。炙甘草甘缓和中，调和诸药。

破血散疼汤

治乘马损伤，跌其脊骨，恶血流于胁下，其痛苦楚，不能转侧，妨于饮食。

羌活　防风　中桂以上各一钱　苏木一钱五分　连翘　当归梢　柴胡以上各二钱　水蛭三钱，炒去烟尽，别研　麝香少许，别研

上件分作二服，每服酒二大盏，水一大盏，除水蛭、麝香另研如泥，煎余药作一大盏，去渣，上火令稍热，调二味空心服之，两服立愈。

【精解】破血散疼汤主治因外伤导致的瘀血阻滞型腰痛，方中以水蛭、麝香、苏木、当归梢活血通络、散瘀止痛，中桂温通经脉，羌活、防风祛风散寒止痛，柴胡引药入少阳经以止胁下痛，连翘消肿散结，诸药合用，标本兼治，则瘀血自除。

地龙散

治腰脊痛，或打扑损伤，从高坠下，恶血在太阳经中，令人腰脊痛，或胫[1]、腨[2]、臂、股中痛不可忍，鼻塞不通。

当归梢一分　中桂　地龙以上各四分　麻黄五分　苏木六分　独活　黄柏　甘草以上各一钱　羌活二钱　桃仁六个

上㕮咀，每服五钱，水二盏，煎至一盏，去渣，温服，食远。

【注释】

[1]胫（jìng）：小腿。

　　［2］腨（shuàn）：脚肚。

　　【精解】地龙散主治因外伤所导致的血脉瘀阻，太阳经瘀阻尤甚。方中以桃仁、当归稍、苏木、地龙活血通络止痛，麻黄、羌活、独活引药入太阳经，中桂温通经脉，黄柏清热燥湿，甘草调和诸药。

苍术汤

治湿热腰腿疼痛。

防风风能胜湿　黄柏以上各一钱，始得之时寒也，久不愈，寒化为热，除湿止痛　柴胡二钱，行经　苍术三钱，去湿止痛

上都作一服，水二大盏，煎至一盏，去渣，空心服。

　　【精解】苍术汤主治湿热内阻所致之腰痛，方中以二妙丸（黄柏、苍术）清下焦湿热，防风、柴胡疏散风邪，四药同用，共奏清利湿热、疏风止痛之功。

麻黄复煎散

治阴室中汗出懒语，四肢困倦无力，走注疼痛，乃下焦伏火而不得伸，浮而燥热，汗出，一身尽痛，盖风湿相搏也。以升阳发汗，渐渐发之；火郁及湿在经者，亦宜发汗。况正值季春之月，脉缓而迟，尤宜发汗，令风湿去而阳升，以此困倦乃退，气血俱得生旺也。

白术　人参　生地黄　柴胡　防风以上各五分　羌活　黄柏以上各一钱　麻黄去节微捣，不令作末

水五大盏，煎令沸，去沫，煎至三盏，入下项药再煎。

黄芪以上各二钱　甘草三钱　杏仁三个，去皮

上㕮咀，都作一服，入麻黄汤煎至一盏，临卧服之。勿令食饱，取渐次有汗则效。

　　【精解】本方以麻黄汤去桂枝加防风、羌活去在表之风湿邪气，黄柏、生地清下焦伏火兼滋肾水，黄芪、人参、白术、柴胡益气升阳。诸药同用，则在表之风湿邪气得除，在里之郁火得发。

缓筋汤（一名羌活汤）

治两目如火，肿痛，两足及伏兔筋骨痛，膝少力，身重腰痛，夜恶寒，痰嗽，颈项皆急痛，目外眦，目系急，食不下。

熟地黄一分　生甘草　柴胡　红花　炙甘草　苏木　独活以上各二分　藁本　升麻　黄芩　草豆蔻仁　酒黄柏　生地黄　当归身　麻黄以上各三分　羌活三钱　苍术五分

上为粗末，都作一服，水二大盏，煎至一盏，去渣，食远服之。

【精解】缓筋汤主治风寒湿邪袭表，内有瘀热所致之身重腰痛。方中以麻黄、藁本、羌活、独活祛在表之风寒湿邪，苍术、草豆蔻助风药祛湿，升麻、柴胡升发阳气，红花、苏木、当归身养血活血、散瘀止痛，黄芩、黄柏、生甘草清在里之热，生地、熟地滋肾水以制下焦之伏火，炙甘草益气和中。

拈痛汤

治湿热为病，肩背沉重，肢节疼痛，胸膈不利。

白术一钱五分　人参去芦　苦参酒炒　升麻去芦　葛根　苍术以上各二钱　防风去芦　知母酒洗　泽泻　黄芩炒　猪苓　当归身以上各三钱　炙甘草　黄芩酒洗　茵陈酒炒　羌活以上各五钱

上㕮咀，每服一两，水二大盏，煎至一盏，去渣，食远服。

【精解】拈痛汤主治湿热蕴结所致的肩背沉重、肢节疼痛、胸膈不利。方中以防风、羌活之辛温发散以祛湿，以茵陈、苦参、黄芩清热燥湿，以泽泻、猪苓淡渗利湿，以苍术健脾燥湿，以白术、人参、炙甘草、葛根、升麻之益气升阳以化湿，以知母之甘凉质润以防诸药苦燥伤阴，当归身养血活血以止诸痛。

【医案举隅】

经前身痛案

患者史某，女，43岁，2008年12月21日诊。

反复经前身痛8年余。患者自述经前腋下瘙痒灼热如虫行，伴周身灼热疼痛，以腰背为甚。大便偏干、尿道灼热，小便黄少，舌淡红，苔白，脉滑。

［辨证］湿热浸淫、血室受煿。

［治法］清利湿热、养血透邪。

［处方］当归拈痛汤加减。当归20g，羌活15g，防风10g，升麻10g，泽泻20g，茵陈20g，黄芩15g，葛根15g，苍术10g，苦参15g，白鲜皮15g，地肤子15g，生龙骨30g，生牡蛎30g，甘草10g。水煎服每日1剂，分3次服。

二诊：2009年1月4日，服上方14剂后，周身皮肤灼热疼痛感明显减轻，仍有身热不扬、大便干、尿道灼热等症状，继续守方加减2个月余，经前身痛等症状消失。

宗文静，刘寨华，申晓伟，等.曹洪欣应用当归拈痛汤经验［J］.中国中医基础医学杂志，2016，22（07）：986-987.

按语：本案湿热蕴结之身痛，治以当归拈痛汤祛湿热、除痹痛、养血活络方中更加白鲜皮、地肤子清热燥湿，祛风止痒；生龙骨、生牡蛎镇惊安神，平肝息风，潜镇止痒。药后周身皮肤灼热疼痛明显减轻，诸症渐消而愈。

苍术复煎散

治寒湿相合，脑户痛，恶寒，项筋脊骨强，肩背胛眼痛，膝髌痛无力，行步沉重。

红花一分 黄柏三分 柴胡 藁本 泽泻 白术 升麻以上各五分 羌活一钱 苍术四两，水二碗，煎二盏，去渣，入药

上㕮咀，先煎苍术汤二大盏，复煎前项药至一大盏，稍热空心服，取微汗为效。忌酒湿面。

【精解】本方主治寒湿邪气所引起的项强背痛、膝痛无力。方中以羌活、藁本祛风散寒，白术、泽泻、苍术健脾燥湿，柴胡、升麻升提清阳则水湿自化，黄柏清下焦湿热，红花活血止痛，诸药同用，共奏祛风散寒，活血祛湿止痛之功。

【医案举隅】

寒湿痹案

张某，男，40岁。形体肥胖，四肢小关节肿痛变形，腰胸疼痛，俯腰行走，不能直立。病程已4年有余。X线见胸腰椎部分融合，趾关节变形。曾经各地医院治疗效果不显，乞诊于余。因思苍术复煎散治项筋脊骨强之症，且其方药多为升阳祛湿搜风之品，与患者脉证甚为相宜，故予苍术复煎散原方治疗。因苍术性较辛燥，初量不宜过大，故从9g起渐增至15g，24g，45g，90g，终至120g。服上方60余剂，关节肿痛消失，胸腰及四肢活动自如，已恢复工作，随访至今未复发。

王胡光，润勇.古方"苍术复煎散"治验一得［J］.辽宁中医杂志，1982（12）：43.

按语： 本案病由脾虚不能制湿，内湿由生，加之感受地之湿气，诱而发病，损伤皮肉筋脉而为痹痛。故法以祛湿升阳散风而愈。选用苍术复煎散加减治疗。方中以苍术健脾祛湿，以羌活、升麻、泽泻升阳祛湿散风，又加黄柏清下焦湿热，以红花活血化瘀，通其血脉。

羌活苍术汤

治脚膝无力沉重。

炙甘草 黄柏 草豆蔻 生甘草 葛根以上各五分 橘皮六分 柴胡七分半 升麻 独活 缩砂仁 苍术以上各一钱 防风一钱五分 黄芪二钱 知母二钱五分 羌活三钱

上㕮咀，分作二服，水二大盏，煎至一盏，去渣，空心服。

【精解】羌活苍术汤主治外有寒湿邪气阻滞经络，内有脾胃虚弱，气血生

化乏源兼下元肾水不足所致的脚膝无力，方中以防风、羌活、独活祛风散寒除湿，黄芪、炙甘草益气调中，缩砂仁、草豆蔻、苍术、橘皮健脾燥湿，黄柏、知母益肾阴以滋下元，柴胡、升麻升提清阳以助甘草、黄芪之力行，诸药同用，在外散风寒湿邪，在内益气和中，滋下元之阴，则脚膝无力诸症自除。

妇人门

【提要】本部分主要论述经闭、崩漏、带下等妇人诸疾治法。对于经闭的治疗，东垣重视活血安神，如水府丹；对于崩漏，东垣重视风药的运用以升提清阳，注重调理脾胃，养血和血，如当归芍药汤、柴胡调经汤、益胃升阳汤等；对于带下病的治疗，东垣重视治湿，兼顾养血和脉，如当归附子汤、调经补真汤等。

经闭不行有三论

《阴阳别论》云：二阳之病发心脾，有不得隐曲[1]，女子不月。其传为风消[2]，为息贲[3]者，死不治。妇人脾胃久虚，或形羸，气血俱衰，而致经水断绝不行。或病中消，胃热，善食渐瘦，津液不生。夫经者，血脉津液所化，津液既绝，为热所烁，肌肉消瘦，时见渴燥，血海枯竭，病名曰血枯经绝。宜泻胃之燥热，补益气血，经自行矣。此证或经适行而有子，子不安为胎病者有矣。或心包脉洪数，躁作，时见大便秘涩，小便虽清不利，而经水闭绝不行，此乃血海干枯。宜调血脉，除包络中火邪，而经自行矣。《内经》所谓小肠移热于大肠，为虙瘕[4]、为沉。脉涩不利，则月事沉滞而不利，故云为虙瘕为沉也。或因劳心，心火上行，月事不来，安心和血泻火，经自行矣。故《内经》云：月事不来者，胞脉闭也。胞脉者，属心而络于胞中，今气上迫肺，心气不得下通，故月事不来也。

【注释】

[1]隐曲：隐私。

[2]风消：指由胃风引起的消谷善饥，燥火所致的消渴。

[3]息贲（bēn 奔）：指肺积。

[4]虙瘕（fú xiá 浮匣）：一种邪气伏于大肠的瘕证。

【精解】本段主要论述经闭的病机及治法，妇人经闭的病机主要为脾胃虚弱、气血俱衰，胃热中消及心火上炎，故东垣确立了安心、和血、泻火三大治法。

经漏不止有三论

《阴阳别论》云：阴虚阳搏谓之崩。妇人脾胃虚损，致命门脉沉细而数疾，或沉弦而洪大有力，寸关脉亦然。皆由脾胃有亏，下陷于肾，与相火相合，湿热下迫，经漏不止。其色紫黑，如夏月腐肉之臭。中有白带者，脉必弦细，寒作于中；中有赤带者，其脉洪数疾，热明矣。必腰痛，或脐下痛，临经欲行，先见寒热往来，两胁急缩；兼脾胃证出现，或四肢困热，心烦不得眠卧，心下急。宜大补脾胃而升举血气，可一服而愈。或人故贵脱势[1]，人事疏少[2]，或先富后贫，病名脱营者，心气不足，其火大炽，旺于血脉之中；又致脾胃饮食失节，火乘其中。形质肌肉容颜，似不病者，此心病也，不形于诊，故脾胃饮食不调，其证显矣。而经水不时而下，或适来适断，暴下不止。治当先说恶死之言劝谕，令拒死而心不动，以大补气血之药，举养脾胃，微加镇坠心火之药，治其心，补阴泻阳，经自止矣。《痿论》云：悲哀太甚则胞络绝也，阳气内动，发则心下崩，数溲血[3]也。故《本病》曰：大经空虚，发则肌痹[4]，传为脉痿，此之谓也。

【注释】

［1］故贵脱势：原来地位高贵，后来失势。

［2］疏（shū 叔）少：稀少。

［3］溲血：尿血；便血。

［4］肌痹（bì 必）：肌肤疼痛或肌肉失去感觉的症状。

【精解】本段主要论述经漏不止的病机与治法。东垣认为经漏不止原因为脾胃有亏，气陷于肾，湿热下迫，心火上炎，故在治疗中东垣以补益脾胃，升清阳，镇坠心火之法以止崩漏。通过本段的论述，可以看出东垣在诊病过程中重视脉诊及望诊，重视与病人沟通等非药物疗法。其益气升阳以止崩漏之法在现今临床中仍具有借鉴意义和价值。

升阳除湿汤（一名调经升麻除湿汤）

治女子漏下恶血[1]，月事不调，或暴崩不止，多下水浆之物。皆由饮食不节，或劳伤形体；或素有心气不足，因饮食劳倦，致令心火乘脾。其人必怠惰嗜卧，四肢不收，困倦乏力，无气以动，气短上气，逆急上冲。其脉缓而弦急，按之洪大，皆中之下得之，脾土受邪也。脾主滋荣周身者也；心主血，血主脉，二者受邪，病皆在脉。脉者，血之府也；脉者，人之神也。心不主令，包络代之。故曰心之脉主属心系，心系者，包络命门之脉也，主月事。因脾胃虚而心包乘之，故漏下月水不调也。况脾胃为血气阴阳之根蒂也。当除湿去热，益风气上伸，以胜其湿。又云：火郁则发之。

当归酒洗　独活以上各五分　蔓荆子七分　防风　炙甘草　升麻　藁本以上各一钱　柴胡　羌活　苍术　黄芪以上各一钱五分

上判如麻豆大，勿令作末，都作一服，以洁净新汲水[2]五大盏，煎至一大盏，去渣，空心热服，待少时，以早饭压之，可一服而已。如灸足太阴脾经中血海穴二七壮，亦已。

此药乃从权[3]之法，用风胜湿，为胃下陷，而气迫于下，以救其血之暴崩也。并血恶之物住后，必须黄芪、人参、炙甘草、当归之类数服以补之，于补气升阳汤中加以和血药便是也。若经血恶物下之不绝，尤宜究其根源，治其本经，只益脾胃，退心火之亢，乃治其根蒂也。若遇夏月，白带下脱漏不止，宜用此汤，一服立止。

【注释】

［1］恶（è）血：指妇女产后胞宫内遗留的血。

［2］汲水：从下往上打水。

［3］从权：采用权宜变通的办法。

【精解】 升阳除湿汤主治脾胃虚弱、湿困脾胃所致的女子崩漏，以羌活、独活、防风、蔓荆子、藁本开腠理散湿邪，取风能胜湿之意，同时辛温之药可宣通内外气机，使里热透表而出，取"火郁发之"之意。苍术助诸风药健脾燥湿，黄芪、炙甘草益气健脾，升麻、柴胡助黄芪升阳，当归养血和脉。东垣治疗女子崩漏也不离脾胃，脾胃虚弱则气血亦亏，春夏之令不行，气陷则血不固，故其益气升阳思想在本方中得到体现。

【医案举隅】

脾失健运，湿浊下注之带下案

王某某，女，42岁，2007年7月20日初诊。

症见疲乏肢倦，头重，嗜睡而眠差梦多，口淡无味，白带多而兼黄，腰部酸软，舌淡胖边有齿痕、苔白微黄，脉濡缓。证属脾虚湿阻之带下。用升阳除湿法。拟用升阳除湿汤加味治疗。

［处方］黄芪、薏苡仁各30g，白术、白芍、党参、白果、芡实、莲子各15g，苍术、黄柏、茯苓各12g，防风、泽泻各10g。4剂，每日1剂，水煎服。

二诊： 7月25日，自述白带减少，诸症减轻，精神好转。拟上方去黄柏，加砂仁 10g，继服 3 剂。

三诊：7 月 29 日，诸症好转，唯脘痞纳差，以柴芍异功汤加味疏肝健脾善后。

汪世强．升阳除湿汤临床运用经验［J］．山西中医，2012，28（07）：4-5.

按语：本证属脾虚不运，水湿不化，湿困脾阳湿热下注而致白带过多证。用升阳除湿汤加白果、黄柏、芡实、莲子，以益气健脾，清热除湿，使脾运健而湿邪除，服后带下明显减少，诸症得以消除。

凉血地黄汤

治妇人血崩，是肾水阴虚，不能镇守包络相火，故血走而崩也。

黄芩　荆芥穗　蔓荆子以上各一分　黄柏　知母　藁本　细辛　川芎以上各二分　黄连　羌活　柴胡　升麻　防风以上各三分　生地黄　当归以上各五分　甘草一钱　红花少许

上㕮咀，都作一服，水三大盏，煎至一盏，去渣，稍热空心服之。

足太阴脾之经中血海二穴，在膝髌上内廉[1]白肉际二寸中。治女子漏下恶血，月事不调，逆气腹胀，其脉缓者是也，灸三壮。

足少阴肾之经中阴谷二穴，在膝内辅骨后，大筋下，小筋上，按之应手，屈膝取之。治膝如锥，不得屈伸，舌纵涎下，烦逆溺难，少腹急，引阴痛，股内廉痛。妇人漏血不止，腹胀满，不得息，小便黄，如蛊；女子如妊身，可灸二壮。

【注释】

[1]内廉：内侧。

【精解】本方主治肾阴不足，包络相火妄动所致之崩漏。方中以疗本滋肾丸（黄柏、知母）滋补肾阴，生地、当归滋阴养血，黄芩、黄连苦寒泻火，以大队风药荆芥、蔓荆子、藁本、细辛、羌活、防风使药力向上，柴胡、升麻助风药升阳，此为东垣治疗崩漏的一大特点，红花、川芎活血散瘀，防止因热而致血瘀，同时助离经之血去除，甘草调和诸药。本方辛温升散而不助热，滋阴清热而不留瘀，其崩漏治法值得后世借鉴。同时，该方后还列举了治疗崩漏的取穴，从定穴到适应证到灸法的用量均作了说明，体现了李东垣灸药并施治疗崩漏的特点。

酒煮当归丸

治㿗疝[1]，白带下痓[2]，脚气，腰以下如在冰雪中，以火焙烷，重重厚棉衣盖其上，犹寒冷不任，阴寒之极也。面白如枯鱼之象，肌肉如刀刮削，瘦峻之速也。小便不止，与白带长流而不禁固，自不知觉，面白，目青蓝如菜色，目肮[3]肮无所见。身重如山，行步欹侧[4]，不能安地，腿膝枯细，大便难秘，口不能言，无力之极。食不下，心下痞，烦心懊憹[5]，不任其苦。面停垢，背恶寒，小便遗而不知。此上中下三阳真气俱虚欲竭。哕呕不止，胃虚之极也。脉沉厥紧而涩，按之空虚。若脉洪大而涩，按之无力，犹为中寒之证，况按之空虚者乎！按之不鼓是为阴寒，乃气血俱虚之极也。

茴香五钱　黑附子炮制，去皮脐　良姜以上各七钱　当归一两

上四味，剉如麻豆大，以上等好酒一盏半，同煮，至酒尽焙干。

炙甘草　苦楝子[6]生用　丁香以上各五钱　木香　升麻以上各一钱　柴胡二钱　炒黄盐　全蝎以上各三钱　延胡索四钱

上与前四味药同为细末，酒煮面糊为丸，如梧桐子大，每服五七十丸，空心，淡醋汤下。忌油腻、冷物、酒、湿面。

【注释】

[1] 㿉（tuí）疝：妇女少腹肿或阴户突出的病证。

[2] 疰（zhù）：具有传染性和病程长的慢性病。

[3] 目肮（huāng）：视物昏花模糊。

[4] 欹（qī）侧：歪向一边。

[5] 懊憹（náo）：懊恼，烦闷。

[6] 苦楝（liàn）子：即川楝子，具有行气止痛，杀虫之功效。

【精解】本方主治阳气极虚，气血亏耗之带下证。方中以茴香、附子、高良姜散厥少太三阴之寒，补三阴经之真阳，当归甘温补血，延胡索、苦楝子行气止痛，配合茴香治疗寒疝，全蝎祛风通络，可缓解患者"身重如山，行步欹侧"，丁香温中止呕，疗患者"呕吐不止"，木香助丁香行气，升麻、柴胡升阳，行春夏之令，恢复阳升阴降，黄盐引药入肾，炙甘草甘温益气，助调和诸药。

固真丸

治白带久下不止，脐腹冷痛，阴中亦然。目中溜火，上壅，视物肮肮然无所见。齿皆恶热饮痛，须得黄连细末擦之乃止。惟喜干食，大恶汤饮。此病皆寒湿乘其胞内，故喜干而恶湿，肝经阴火上溢走于标，故上壅而目中溜火；肾水侵肝而上溢，致目肮肮而无所见；齿恶热饮者，是少阴阳明经中伏火也。治法当大泻寒湿，以丸药治之。故曰寒在下焦治宜缓，大忌汤散。以酒制白石脂、白龙骨以枯其湿；炮干姜大辛热，泻寒水。以黄柏之大寒，为因用，又为乡导[1]。治法云，古者虽有重罪，不绝人之

后，亦为之伏其所主，先其所因之意，又泻齿中恶热饮也。以柴胡为本经之使，以芍药五分导之，恐辛热之药大甚，损其肝经，故微泻之。以当归身之辛温，大和其血脉，此用药之法备矣。

黄柏酒洗　白芍药以上各五分　柴胡　白石脂[2]以上各一钱，火烧赤，水飞细研，日干　白龙骨[3]酒煮，日干，水飞为末　当归酒洗，以上各二钱　干姜四钱，炮

上件除龙骨、白石脂水飞研外，同为细末，水煮面糊为丸，如鸡头仁大，日干，每服三十丸，空心多用白沸汤下，无令胃中停滞，待少时，以早饭压之，是不令热药犯胃。忌生冷、硬物、酒、湿面。

【注释】

［1］乡导：带路，引道。

［2］白石脂：矿物硅酸盐的白陶土，与赤石脂类同，成分比例稍异，惟色白或带淡红、淡黄色。甘、酸、平，具有涩肠、止血、固脱，收湿敛疮之功效。

［3］白龙骨：即为龙骨，具有镇惊安神、敛汗固精、止血涩肠、生肌敛疮之功效。

【精解】固真丸主治寒湿下注，肝肾阴虚，水不涵木之带下证。本方以白石脂、白龙骨收涩之性以止带，白石脂兼具收湿之用，干姜温化寒湿，三药合用祛寒湿以伏其所主，黄柏引药入肾，柴胡引药入肝，芍药、当归滋阴养血，四药合用，滋水涵木以先其所因。

乌药汤

治妇人血海疼痛。

当归　甘草　木香以上各五钱　乌药一两　香附子二两，炒

上㕮咀，每服五钱，水二大盏，去渣，温服，食前。

【精解】本方主治因寒凝血瘀阻于胞宫所致的疼痛。方中以乌药温肾散寒，香附、当归、木香活血行气，甘草调和诸药。诸药同用，温阳活血则疼痛自除。

助阳汤（一名升阳燥湿汤）

治白带下，阴户中痛，空心而急痛，身黄皮缓，身重如山，阴中如冰。

生黄芩　橘皮以上各五分　防风　高良姜　干姜　郁李仁　甘草以上各一钱　柴胡一钱三分　白葵花七朵

上剉如麻豆大，分作二服，每服水二大盏，煎至一盏，去渣，食前稍热服。

【精解】助阳汤主治寒湿侵袭所致的带下。方中以防风散风，取风能胜湿之意。高良姜、干姜、橘皮、柴胡温阳、升阳、燥湿，生黄芩防诸辛热之药温燥伤阴，白葵花为止白带之要药，郁李仁下气利水，润肠通便，助逐湿邪以去黄，甘草调和诸药。

水府丹

治妇人久虚积冷，经候不行，癥瘕[1]癖[2]块，腹中暴痛，面有野黯，鬓黑羸瘠。

硇砂[3] 纸隔沸汤淋熬取　红豆[4] 以上各五钱　桂心另为末　木香　干姜以上各一两　砂仁二两　经煅花蕊石研，一两五钱　斑蝥[5] 一百个，去头翅　生地黄汁　童子小便[6] 各一升　腊月狗胆[7] 七枚　芫菁[8] 三百个，去头足，糯米一升炒，米黄，去米不用

上九味为细末，同三汁熬为膏，和丸如鸡头大，朱砂为衣，每服一丸，温酒细嚼，食前服，米饮亦可。孕妇不可服。

【注释】

[1]癥瘕（zhēng jiǎ 征甲）：腹中结块的病。

[2]癖（pǐ）：潜匿在两胁间的积块。

[3]硇（náo 挠）砂：为卤化物类矿物硇砂的晶体，为咸苦辛，性温，可消积软坚，破瘀散结。

[4]红豆：为豆科植物红豆树的种子，味苦，性平，理气活血，清热解毒。

[5]斑蝥：味辛，性热，有大毒，破血消癥，攻毒蚀疮。

[6]童子小便：味咸，性寒，滋阴降火，凉血散瘀。

[7]腊月狗胆：味苦，性寒，清肝明目，止血活血。

[8]芫（yán 圆）菁：为芫菁科昆虫绿芫菁的干燥虫体，味辛，性微温，有毒，可利尿，祛瘀，解毒。

【精解】本方主治寒凝血瘀所致的经闭，方中以桂心、干姜温阳散寒，木香、砂仁行气化湿，硇砂、红豆、斑蝥、童便、芫菁活血化瘀，花蕊石、狗胆化瘀中兼有收涩之性，防止出血，生地滋阴养血，以助生新血。诸药为丸，以朱砂为衣，可潜降心火以安心神。

丁香胶艾汤

治崩漏不止，盖心气不足，劳役及饮食不节所得，经隔少时。其脉二尺俱弦紧洪，按之无力。其证，自觉脐下如冰，求厚衣被以御其寒。白带白滑之物多，间有如屋漏水下，时有鲜血，右尺脉时微洪也。

熟地黄　白芍药以上各三分　川芎　丁香以上各四分　阿胶六分　生艾叶一

钱　当归一钱二分

上川芎为细末，当归酒洗剉，熟地黄、丁香为细末，艾亦剉，都作一服，水五大盏，先煎五味作一盏零二分，去渣，入胶，再上火，煎至一大盏，带热空心服之。

【精解】本方主治阳虚寒凝，气失固摄所致的崩漏，方中以艾叶温经止血，丁香温中散寒，四物汤（熟地、白芍、当归、川芎）养血活血而无留瘀之患，阿胶助四物养血。

黄芪当归人参汤

丁未仲冬，郭大方来说，其妻经水暴崩不止，先曾损身失血，自后一次缩一十日而来，今次不止。其人心窄，性急多惊。以予料之，必因心气不足，饮食不节得之。大方曰无。到彼诊得掌中寒，脉沉细而缓，间而沉数，九窍微有不利，四肢无力，上喘气短促，口鼻气皆不调，果有心气不足，脾胃虚弱之证。胃脘当心而痛，左胁下缩急有积，当脐有动气，腹中鸣，下气，大便难，虚证极多，不能尽录。拟先治其本，余证可以皆去。安心定志，镇坠其惊；调和脾胃，大益元气；补其血脉，令养其神。以大热之剂，去其冬寒凝在皮肤内；少加生地黄，去命门相火，不令四肢痿弱。

黄连一分　生地黄三分　炒神曲　橘皮　桂枝以上各五分　草豆蔻仁六分　黄芪　人参　麻黄不去节，以上各一钱　当归身一钱五分　杏仁五个，另研如泥

上㕮咀，作二服，水二大盏半，煎麻黄令沸，去沫，煎至二盏，入诸药同煎，至一大盏，于巳午之间，食消尽服之，一服立止。其胃脘痛，乃胃上有客寒，与大热药草豆蔻丸一十五丸，白汤送下，其痛立止。再与肝之积药，除其积之根源而愈。

【精解】本医案主诉为经水暴崩不止，其余症状繁杂，其本为外感风寒又兼心气不足，脾胃虚弱，故本方以参芪益气健脾，神曲消食导滞，橘皮、草豆蔻仁健脾祛湿，五药合用以调理脾胃，麻黄、桂枝外散风寒邪气，杏仁降气平喘，生地滋肾水以清相火，黄连清心火，归身养血以补虚。

当归芍药汤

治妇人经脉漏下不止，其色鲜红，时值七月，处暑之间，先因劳役，脾胃虚弱，气短气逆，自汗不止，身热闷乱，恶见饮食，非惟不入，亦不思食，沉懒困倦，四肢无力，大便时泄，后再因心气不足，经脉再下不止，惟觉气下脱，其元气逆上全无，惟觉心腹中气下行，气短少，不能言，是无力以言，非懒语也，此药主之。

柴胡二分　炙甘草　生地黄以上各三分　橘皮不去白　熟地黄以上各五分　黄芪一钱五分　苍术泔浸，去皮　当归身　白芍药　白术以上各二钱

上十味，㕮咀如麻豆大，分作二服，水二盏半，煎至一盏，去渣，稍热空心服之。

【精解】本方主治脾胃虚弱，元气亏虚所致的崩漏。方中以黄芪、白术、炙甘草益气健脾以止崩，柴胡升提清阳，熟地、当归、白芍、生地滋阴养血以补虚，橘皮、苍术健脾燥湿。

【医案举隅】

一、妊娠腹痛案

雷某，女，24岁，因停经56天，下腹痛3天于2016年10月13日前来就诊。现病史：平素规律行经，$\dfrac{7}{30\sim35\ 天}$，量中，色暗红，经行无痛经，稍感腰酸。LMP：8月19日。患者目前停经56天，妊娠试验阳性，3天前开始出现下腹痛，时发时止，痛时易烦躁，平素思虑多，喜生闷气。刻下：下腹隐痛，伴腰部酸疼，休息后可缓解，纳少，稍嗜睡，大便调，二便平，舌红苔白稍腻，脉弦滑。

［治法］疏肝健脾，调和气血。

［处方］拟当归芍药汤。当归10g，白芍10g，川芎6g，茯苓10g，白术10g，泽泻10g。10剂，每日1剂。

二诊：病人告知服现已无腹痛，稍感腰酸。偶感疲劳。嘱静养，勿生气，不必服药。

张丽，邹福花. 当归芍药汤治疗妊娠腹痛病案2则［J］. 江西中医药，2018，49（04）：24-25.

按语：本案为肝脾不和之妊娠腹痛，选用当归芍药汤加减予以治疗，方中当归、白芍、川芎补血活血，茯苓、白术健脾益气以补益中焦，稳固胎元，予以泽泻祛湿泄浊，给邪出路，诸药同用，效果显著。

二、经期腹痛案

李某，女，33岁，IVF13天，下腹胀痛5天，于2017年03月15日前来就诊。现病史：平素月经欠规律，$\dfrac{3}{35\sim60\ 天}$，（多囊病史）量较少，色暗红，经行时有下腹痛，稍感腰酸。患者因多年未孕，遂行IVF。B超：腹腔内有腹水65ml，患者5天前开始出现心下及下腹胀痛，食不下，稍食即感胃胀，寐差，大便偏干，小便较少。刻下：胃胀伴下腹胀痛，纳少，寐差，大便调，小

便较少，舌红苔白稍腻，脉弦细滑。

［治法］疏肝健脾祛湿，拟当归芍药汤加减。

［处方］当归 10g，白芍 10g，川芎 6g，茯苓 10g，白术 10g，泽泻 10g，桔梗 6g，杏仁 6g。7 剂，每日 1 剂。

二诊：患者服药后下腹胀痛明显缓解，小便增多，稍感胃胀，腰酸不适，进食较前增多，B 超复查腹水为 30ml，故守前方再加上杜仲 10g，续断 10g。7 剂。

三诊：患者现已无明显下腹胀痛，小便正常，纳可，胃胀缓解，精神好转，故继服前方以善后。

张丽，邹福花. 当归芍药汤治疗妊娠腹痛病案 2 则［J］. 江西中医药，2018，49（04）：24-25.

按语： 本案亦为肝脾不和夹湿之腹痛，治疗选用当归芍药汤加减疏肝健脾祛湿，方中当归、川芎行气活血，白芍养肝血，茯苓、白术健脾去湿，泽泻增强利水之功，桔梗、杏仁宣肺气，利水道。诸药同用，总治以行气活血利水，二诊又加入补肾之杜仲、续断，继服数剂后得腹痛得愈。

柴胡调经汤

治经水不止，鲜红，项筋急，脑痛，脊骨强痛。

炙甘草　当归身　葛根以上各三分　独活　藁本　升麻以上各五分　柴胡七分　羌活　苍术以上各一钱　红花少许

上剉如麻豆大，都作一服，水四大盏，煎至一盏，去渣，空心稍热服，取微汗立止。

【精解】 柴胡调经汤主治经水不止兼见邪中太阳之证。方中以风药之羌活、独活、藁本外散太阳风寒之邪，苍术助诸风药祛湿，葛根、升麻、柴胡升提清阳，升散之药既助散邪又助止崩，归身、红花养血活血，使止血而不留瘀，炙甘草调和诸药。

一妇人经候凝结，黑血块，左厢有血瘕，水泄不止，谷有时不化，后血块暴下，并水注俱作，是前后二阴有形之血脱竭于下。既久，经候犹不调，水泄日见三两行，食毕烦心，饮食减少，甚至瘦弱。东垣老人曰：夫圣人治病，必本四时升降浮沉之理，权变之宜，必先岁气，无伐天和，无胜无虚，遗人天殃，无致邪，无失正，绝人长命。故仲景云：阳盛阴虚，下之则愈，汗之则死；阴盛阳虚，汗之即愈，下之即死。大抵圣人立法各自有义。且如升阳或发散之剂，是助春夏之阳气，令其上升，乃泻秋冬收藏殒杀寒凉之气，此病是也，当用此法治之，升降浮沉之至理也。天地之气，以升降浮沉，乃从四时，如治病不可逆之。故经云：顺天则昌，逆天则亡，可不畏哉！

夫人之身亦有四时，天地之气，不可止认在外，人亦体同天地也。今经漏不止，是前阴之气血已脱下矣；水泄又数年，是后阴之气血下陷已脱矣。后阴者，主有形之物也；前阴者，精气之户，下竭，是病人周身之血气，常行秋冬之令，阴主杀，此等收藏之病是也。阳生阴长，春夏是也，在人之身，令气升浮者，谷气上行是也。既病人周身血气皆不生长，谷气又不胜，其肌肉消少，是两仪之气俱将绝矣。既下元二阴俱脱，血气将竭。假令当是热证，今下焦久脱，化为寒矣。此病久沉久降，寒湿大胜，当急救之，泻寒以热，除湿以燥，大升大举，以助生长，补养气血，不致偏竭。圣人立治之法，既湿气大胜，以所胜治之，助甲风木上升是也，故经云：风胜湿，是以所胜平之也。当先调和胃气，次用白术之类，以燥其湿而滋元气；如其不止，后用风药以胜湿，此便是大举大升，以助春夏二湿之久陷下之至治也。

【精解】本段阐述了东垣以大升大举之药治疗崩漏、泄泻等属陷下之症的理论来源，盖东垣本《内经》顺四时升降浮沉之理，认为"下竭是病人周身之血气常行秋冬之令，阴主杀，此等收藏之病是也"，故常以益气健脾之药及风药助下陷之元气上升以助行春夏之令。

升阳益胃汤

血脱益气，古圣人之法也。先补胃气，以助生发之气，故曰阳生阴长。诸甘药为之先务，举世皆以为补气，殊不知甘能生血，此阳生阴长之理也。故先理胃气，人之身内，胃气为宝。

柴胡 升麻以上各五分 炙甘草 当归身酒洗 陈皮以上各一钱 人参去芦，有嗽去之 炒神曲以上各一钱五分 黄芪二钱 白术三钱 生黄芩少许

上㕮咀，每服二钱，水二大盏，煎至一盏，去渣，稍热服。如腹中痛，每服加白芍药三分，中桂少许。如渴或口干，加葛根二分，不拘时候。

【精解】升阳益胃汤主治脾胃气虚所致的血脱，方中以白术、黄芪、人参、炙甘草益气健脾，升麻、柴胡升清，陈皮、神曲消食化滞，归身养血活血，生黄芩清郁热。全方体现了"有形之血不能速生，无形之气所当急固"及东垣注重保护胃气之理。

【医案举隅】

脾虚气陷案

患者甲，女，30岁，2019年7月9日初诊。

半年来食欲欠佳，胃满不舒，小腹及小腹以下恶寒怕凉，肛周不适伴有重坠感，四肢沉重，倦怠乏力，心烦易怒，活动后易汗出，头部尤甚。二便正常，睡眠可，月经正常。刻下：面色淡白，少神，舌淡苔薄白，脉弦细。

[辨证] 脾虚气陷，中阳不足，虚火上扰。

[治法] 甘温扶阳，健脾益气。

[处方] 黄芪20g，柴胡5g，升麻5g，羌活10g，陈皮10，独活10g，防风5g，浮小麦30g，当归10g，党参5g，苍术10g，青皮10g，生甘草5g，黄柏10g，炒薏苡仁10g，茯神20g。10剂，水煎服。

二诊： 2019年7月30日。上述症状明显好转；但肛周不适，拘挛性疼伴有冰冷感，舌淡苔白，脉弦细。上方加骨碎补10g，青皮5g，炮姜5g，苍术10g，炒薏苡仁加至40g，川楝子10g，延胡索10g，茯神15g。7剂，水煎服。

三诊： 2019年9月2日。肛周症状反复，舌淡苔薄白，边质暗，脉弦细。上方去骨碎补、薏苡仁、茯神，加入炒白术10g，山茱萸5g，麻黄根20g，茯苓15g，羌活、独活加至20g。7剂，另加生姜3片水煎服。

四诊： 肛周症状基本消失，胃部痞闷无，头部偶有汗出，不时有心烦，忽冷忽热。舌淡苔白，脉缓细。浮小麦加至50g，另加生地黄20g，百合40g。7剂，另加生姜3片，大枣3枚水煎服。

郝长浩，李吉彦，沈会，等.李吉彦教授应用甘温扶阳法治疗脾胃病临证经验 [J].中医临床研究，2021，13（04）：56-59.

按语： 本案为脾气虚弱无力升举，气机升降失司所致。治当甘温扶中。选用升阳益胃汤加减，方中黄芪、柴胡、升麻共奏升阳举陷之力，重用黄芪，而少佐柴胡升麻，补益中焦脾胃之气效强，柴胡、升麻两药合用轻量可增强升举之力。羌活、独活、防风三药合用通络上行之气，共佐升阳之力。苍术、黄柏、薏苡仁三药合用，祛湿解表以舒缓筋体。二诊在原方的基础上加入炮姜加强温中之效，川楝子和延胡索合用加强行气消火之效。三诊在原方的基础上加大风药剂量，增加风药升提之力；患者体弱，加入山茱萸固培元阳，麻黄根补虚止汗，四诊患者症状已大缓解，但偶有烦躁加入百合、生地养阴清热除虚烦。

升阳举经汤

治经水不止，如右尺脉按之空虚，是气血俱脱，大寒之证。轻手其脉敷疾，举指弦紧或涩，皆阳脱之证，阴火亦亡；见热证于口、鼻、眼，或渴，此皆阴躁，阳欲先去也。当温之，举之，升之，浮之，燥之，此法大升浮血气，切补命门之下脱也。

肉桂去皮，盛夏勿用，秋冬用　白芍药　红花以上各五分　细辛六分　人参去芦　熟地黄　川芎以上各一钱　独活根　黑附子炮制，去皮脐　炙甘草以上各一钱五分　羌活　藁本去土　防风以上各二钱　白术　当归　黄芪　柴胡以上各三钱　桃仁十个，汤浸去皮尖，细研

上㕮咀，每服三钱，若病势顺，当渐加至五钱，每服水三盏，煎至一盏，空心热服。

【精解】升阳举经汤主治因阳气大脱，阴血不能内守所致的崩漏。针对此病机，李东垣提出"温之、举之、升之、浮之、燥之"的治法。方中以附子、肉桂大补阳气，人参、黄芪、白术益气健脾固血，羌活、独活、防风、藁本、细辛、柴胡升提清阳，四物汤（熟地、白芍、当归、川芎）养血活血，桃仁、红花助四物汤活血，固崩止血而不留瘀。

【医案举隅】

崩漏案

陈某某，女，43岁，工人。1983年5月12日就诊。诉阴道出血24天。经妇科检查诊断为"功能性子宫出血"。曾用黄体酮、维生素K、麦角新碱以及中药止血等治疗，效果不显，故来诊治。诊见颜面苍白，精神萎靡，唇舌淡白无华，四肢乏力，气短懒言，舌淡苔白，脉细无力。

证属气陷无力固摄，冲任亏损，封藏失职之崩漏。治宜升举中气，固摄冲任，佐以止血。方用升阳举经汤加减。

［处方］黄芪30g，党参25g，白术15g，当归12g，升麻9g，柴胡9g，陈皮8g，炒栀子12g，黑姜10g，地榆炭15g，白芍10g，炙甘草6g。水煎服，每日1.5剂，清晨、下午、夜半分服。

二诊：服药2天后阴道流血大减，再进前方2剂，阴道流血即尽。后用气血双补、肝肾并调之归脾汤调治1周，诸症悉除，随访1年，从未复发。

曹述文．升阳举经汤加减治疗崩漏——附47例临床疗效观察［J］．湖南中医杂志，1986（03）：27-28.

按语：本案为气虚不固之崩漏案，治当遵循"下血必升举"的治疗原则，重视补气，固其中气以止血，选用升阳举经汤，方中以较大的参、芪、术、草益气摄血，补肾健脾固冲任；升麻、柴胡助升清阳，从中州论治；当归补血；白芍缓急止痛；炒栀子、地榆清热凉血；黑姜温化胞宫以止血，故能收到良效。

半产误用寒凉之药论

妇人分娩及半产[1]漏下，昏冒不省，瞑目无所知觉，盖因血暴亡，有形血去，则心神无所养。心与包络者，君火、相火也，得血则安，亡血则危。火上炽，故令人昏冒；火胜其肺，瞑目不省人事，是阴血暴去，不能镇抚也。血已亏损，往往用滑石、甘草、石膏之类，乃辛甘大寒之药，能泻气中之热，是血亏泻气，乃阴亏泻阳，使二者俱伤，反为不足，虚劳之病。昏迷不省者，上焦心肺之热也，此无形之热，用寒凉之药，驱令下行。岂不知上焦之病，悉属于表，乃阴证也。汗之则愈，今反下之，幸而不死，暴亏气血，生命岂能久活。又不知《内经》有说，病气不足，宜补不宜泻；但瞑目之病，悉属于阴，宜汗不宜下。又不知伤寒郁冒，得汗则愈，是禁用寒凉药也。分娩半产，本气不病，是暴去其血，亡血补血，又何疑焉？补其血则神昌。常时血下降亡，今当补而升举之，心得血而养，神不昏矣。血若暴下，是秋冬之令大旺，今举而升之，以助其阳，则目张神不昏迷矣。今立一方，补血养血，生血益阳，以补手足厥阴之不足也。

【注释】

[1]半产：小产。

【精解】本段主要阐述妇人小产后出血不止，神志昏蒙的病机及治法。盖心神赖阴血而存，二者相辅相成，亡血则神无所依，血降则春夏之令不行，故妇人半产漏下之证宜以滋养阴血，升发清阳，行春夏之令为先。时医若以滑石、生甘草、石膏之类医治，则令气益泻，血益脱。

全生活血汤

红花三分　蔓荆子　细辛以上各五分　生地黄夏月多加之　熟地黄以上各一钱　藁本　川芎以上各一钱五分　防风诸阳既陷，何以知之，血下脱故也　羌活　独活　炙甘草　柴胡去苗　当归身酒洗　葛根以上各二钱　白芍药　升麻以上各三钱

上㕮咀，每服五钱，水二盏，煎至一盏，去渣，食前稍热服。

【精解】本方主治半产漏下之证，即遵前文所述"补血养血、生血益阳"之理，以四物汤（熟地、白芍、当归、川芎）加生地、红花养血和血，细辛、蔓荆子、防风、藁本、羌活、独活升发阳气，柴胡、升麻、葛根升举之力尤甚，助风药行春夏之令，炙甘草益气生血，调和诸药。

当归附子汤

治脐下冷痛，赤白带下。

当归二分　炒盐三分　蝎梢　升麻以上各五分　甘草六分　柴胡七分　黄柏少许为引用　附子　干姜　良姜各一钱

上为粗末，每服五钱，水二盏，煎至一盏，去渣，稍热服。或为细末，酒面糊为丸亦可。

【精解】本方主治寒邪侵袭胞宫所致的赤白带下。方中以附子、干姜、高良姜温阳散寒，黄柏、炒盐引药入肾，柴胡、升麻升提清阳，寒凝经脉易生瘀血，故以蝎梢散风通络，当归养血活血。

调经补真汤

冬后一月，微有地泥冰泮[1]，其白带再来，阴户中寒，一服立止。

独活　干姜炮　藁本　防风　苍术以上各二分　麻黄不去节　炙甘草　人参去芦　当归身　白术　生黄芩　升麻以上各五分　黄芪七分　良姜　泽泻　羌活以上各一钱　柴胡四钱　杏仁二个　桂枝少许　白葵花七朵，去萼

上㕮咀，除黄芩、麻黄各另外，都作一服，先以水三大盏半，煎麻黄一味令沸，掠去沫，入余药同煎，至一盏零七分，再入生黄芩，煎至一盏，空心服之，候一时许，可食早饭。

【注释】

[1]冰泮（pàn）：泮，溶解。冰泮，指冰雪消融。

【精解】本方主治外感风寒湿邪，内里脾胃虚弱，症见带下、阴户中寒等。方中以白葵花止带以治其标，麻黄汤（麻黄、桂枝、杏仁、甘草）加羌活、独活、藁本、防风外散风寒湿邪兼助升柴升发阳气，黄芪、白术、人参益气健脾，归身养血，苍术、泽泻祛湿健脾，干姜、高良姜温化寒湿，生黄芩清热燥湿。

坐药龙盐膏

茴香三分　枯矾五分　良姜　当归梢　酒防己　木通以上各一钱　丁香　木香　川乌炮，以上各一钱五分　龙骨　炒盐　红豆　肉桂以上各二钱　厚朴三钱　延胡索五钱　全蝎五个

上为细末，炼蜜为丸，如弹子大，绵裹留系在外，内丸药阴户内，日易之。

【精解】本方主治脾肾阳虚，湿浊留恋所引起的带下等妇科疾患，该方为外用方，方中以茴香、高良姜、肉桂、川乌、丁香温中下二焦，枯矾燥湿敛疮止痒，酒防己、木通清热利湿，厚朴、木香调畅中焦气机，延胡索调畅气机兼

助当归梢活血，红豆健脾祛湿，龙骨收涩止带，全蝎祛风通络，取风能胜湿之意，盐引药入肾。诸药合用，助中焦脾胃之运化功能恢复，温肾暖脾则肾间湿浊自除。

胜阴丹

为上药力小，再取三钱，内加行性热药，项下：

柴胡　羌活　枯白矾　甘松　升麻以上各二分　川乌头　大椒　三奈子[1]以上各五分　蒜七分　破故纸八分，与蒜同煮，焙干秤　全蝎三个　麝香少许

上为细末，依前法用。

【注释】

［1］三奈（nài）子：即山奈，归胃经，味辛性温，行气温中，消食止痛。

【精解】胜阴丹为坐药龙盐膏之补充，有使其药力更著之功。本方除以枯白矾燥湿敛疮，川乌温阳散寒，全蝎祛风以胜湿外，相较于坐药龙盐膏，加升麻、柴胡、羌活以助升散之力，甘松、蒜、川椒、山奈温中行气，补骨脂温肾暖脾，麝香行气活血以增加药物辛香走窜之力。

回阳丹

羌活　全蝎　升麻根　甘松以上各二分　草乌头　水蛭炒，以上各三分　大椒　三奈子　荜茇　枯矾以上各五分　柴胡　川乌以上各七分　炒黄盐为必用之药，去之则不效　破故纸　蒜以上各一钱　虻虫三个，去翅足，炒

上为极细末，依前制用，脐下觉暖为效。

【精解】本方在前方胜阴丹去麝香的基础上加草乌、水蛭、虻虫、荜茇，研末为丸而成，其活血行气、散寒止痛之力更著。

柴胡丁香汤

治妇人年三十岁，临经先腰脐痛，甚则腹中亦痛，经缩三两日。

生地黄二分　丁香四分　当归身　防风　羌活以上各一钱　柴胡一钱五分　全蝎一个

上件都作一服，水二盏，煎至一盏，去渣，食前稍热服。

【精解】本方主治因阴血亏虚、阳气不升所致的经前腹痛、经期缩短。当归身、生地滋阴养血，防风、羌活、柴胡升提清阳，丁香温阳散寒，全蝎祛风通络，全方养血通络，宣发阳气，则疼痛自除。

延胡苦楝汤

治脐下冷，撮痛，阴冷大寒，白带下。

黄柏一分为引用　延胡索　苦楝子以上各二分　附子炮　肉桂以上各三分　炙甘草五分　熟地黄一钱

上都作一服，水二大盏，煎至一盏，食前服。

【精解】延胡苦楝汤主治寒湿下注于胞宫所致的带下证。方中以苦楝子燥湿止带，附子、肉桂温补肾阳，熟地甘温补血，延胡索辛温活血，二药合用，则和血之力尤甚，黄柏引药入肾。诸药联用，共奏温阳祛湿，和血通脉之功。

桂附汤

治白带腥臭，多悲不乐，大寒。

黄柏为引用　知母以上各五分　肉桂一钱　附子三钱

上㕮咀，都作一服，水二盏，煎至一盏，去渣，食远热服。

如少食常饱，有时似腹胀夯闷，加白芍药五分。如不思饮食，加五味子二十个。如烦恼，面上如虫行，乃胃中元气极虚，加黄芪一钱五分，人参七分，炙甘草、升麻以上各五分。

【精解】桂附汤主治肾阳亏虚所致的白带腥臭，方中以少量黄柏、知母滋肾养阴，乃阴中求阳之意，肉桂、附子辛甘大热以温肾阳，化湿浊，则白带自除。

人参补气汤

治四肢懒倦，自汗无力。

丁香末二分　生甘草梢　炙甘草以上各三分　生地黄　白芍药以上各五分　熟地黄六分　人参　防风　羌活　黄柏　知母　当归身　升麻以上各七分　柴胡一钱　黄芪一钱五分　全蝎一个　五味子二十个

上㕮咀如麻豆大，都作一服，水二盏，煎至一盏，去渣，空心稍热服。

【精解】人参补气汤主治气血两虚兼阴分有热之证，症见四肢懒倦、自汗无力。方以人参、黄芪益气健脾，丁香温中散寒，升麻、柴胡升提清阳，羌活、防风助升柴升发阳气，全蝎祛风通络，生地、熟地、当归、白芍滋阴养血，黄柏、知母滋肾水，五味子、炙甘草酸甘化阴，生甘草助清阴分之热，诸药合用，共奏益气升阳，滋阴养血之功。

黄芪白术汤

治妇人四肢沉重，自汗，上至头，际颈而还，恶风头痛，燥热。

细辛三分　吴茱萸　川芎以上各五分　柴胡　升麻以上各一钱　当归身一钱五分　黄柏酒洗　炙甘草　羌活以上各二钱　五味子三十个　白术　人参以上各五钱　黄芪一两

上㕮咀，每服五钱，水二大盏，生姜五片，煎至一盏，去渣，食前热服。如腹中痛不快，加炙甘草一钱。汗出不止，加黄柏一钱。

【精解】黄芪白术汤主治卫阳不固，血虚内热所致的自汗、燥热等症。方中以黄芪、人参、白术大补元气，补益脾胃之气，以细辛、川芎、羌活散头面风邪，吴茱萸辛苦热之品与甘温益气、辛温发散之品联用以温卫阳，散风邪。柴胡、升麻升提清阳以助益气之药发挥作用，炙甘草、五味子酸甘化阴，助当归身滋养阴血，黄柏清热燥湿。诸药合用，共奏益气温阳、滋阴养血之功。

【医案举隅】

肾切除术后大汗不止案

孟某，女，48岁，农民。1973年10月20日初诊。

因右肾切除，术后大汗出不止，经中西医诊治效果不显，遂延余诊视。观其面色苍白，精神萎靡，饮食减少，倦怠乏力，少气懒言，心悸胆怯，自汗频作，动则加甚；其大便不实，舌淡苔白，脉缓滑无力；见其被褥皆湿而不爽。视所用方药，先为小柴胡汤加减，后以天王补心丹调治，再以养心敛汗药固涩，而未能收效。余以黄芪白术汤治疗，5剂汗止，原方加焦谷芽、麦芽各30g，生鸡内金5g，脾运得健，饮食增加，再以补中益气、健运中宫、宁心神、养心气中药，10剂而善其后。

林贤娟. 黄芪白术汤治疗妇女术后大汗出16例 [J]. 陕西中医，1994（12）：55.

按语： 本案为中气不足之自汗不止证，患者因肾切除术后心神失养且中气受损，不能化生卫气，而见自汗出。前方用调和少阳、滋补心肾、敛阴止汗法均为取效，选用黄芪白术汤健脾益气，温卫散风以固护汗孔，又加入消食药健脾消积，更使脾运得健，心神得安。

白术茯苓汤

治胃气弱，身重有痰，恶心欲吐，是风邪羁绊于脾胃之间，当先实其脾胃。

白术　白茯苓　半夏以上各一两　炒曲二钱　麦蘖曲五分，炒

上㕮咀，每服五钱，水二大盏，入生姜五片，煎至一盏，去渣，不拘时服。

【精解】 本方主治痰湿、食积蕴脾所致的恶心欲吐等脾胃不适之证。方中以白术益气健脾，茯苓、半夏祛痰除湿，半夏兼能降逆止呕，神曲、麦蘖面消食导滞。全方标本兼顾，止呕消食以治其标，益气健脾、化痰逐湿以治其本。

增味四物汤

治妇人血积。

当归　川芎　芍药　熟地黄　京三棱　干漆[1]炒燥烟尽　肉桂去皮　广茂以上各等分

上为粗末，每服五钱，水二大盏，煎至一盏，去渣，食前稍热服。

【注释】

［1］干漆：为漆树科漆树属植物漆树的树脂经加工后的干燥品，味辛，性温，可破瘀血、消积、杀虫。

【精解】增味四物汤主治妇人寒凝血瘀之证。方以四物汤（熟地、芍药、当归、川芎）为基础方，加干漆、京三棱破血逐瘀，肉桂温阳散寒，较四物汤原方逐瘀温通之力更著。

补经固真汤

白文举正室，白带常漏久矣，诸药不效。诊得心包尺脉极微，其白带下流不止。叔和云：崩中日久为白带，漏下多时骨亦枯。崩中者，始病血崩，久则血少，复亡其阳，故白滑之物下流不止，是本经血海将枯，津液复亡，枯干不能滋养筋骨。以本部行经药为引用，为使；以大辛甘油腻之药，润其枯燥，而滋益津液；以大辛热之气味药，补其阳道，生其血脉；以苦寒之药，泄其肺而救上。热伤气，以人参补之，以微苦温之药为佐，而益元气。

白葵花去萼研烂，四分　陈皮五分，去白　生黄芩细研，引入一钱　甘草炙　郁李仁去皮尖，研如泥　柴胡以上各一钱　干姜细末　人参以上各二钱

上件除黄芩外，以水三盏，煎至一盏七分，再入黄芩同煎至一盏，去租[1]，空心热服，少时，以早饭压之。

【注释】

［1］租（zhā）：渣滓。

【精解】本方以白葵花止带以治其标，以郁李仁甘润之品养津润燥，人参益气以助阳化气，以干姜辛热之品补阳，温阳以化湿，陈皮助干姜化湿，以黄芩苦寒之品清泻肺热，柴胡升提清阳。东垣疗带下证重视治湿，故方中多有温阳化湿、健脾祛湿之品，同时带下作为津液异常之证，与气血关系密切，故亦重视益气养血，滋阴充脉。

温卫补血汤

治耳鸣，鼻不闻香臭，口不知谷味，气不快，四肢困倦，行步欹侧，发脱落，食不下，膝冷，阴汗带下，喉中吟吟[1]，不得卧，口舌嗌干，太息，头不可以回顾，项筋紧，脊强痛，头旋眼黑，头痛欠嚏。

生地黄　白术　藿香　黄柏以上各一分　牡丹皮　苍术　王瓜根[2]　橘皮　吴茱萸以上各二分　当归身二分半　柴胡　人参　熟甘草　地骨皮以上各三分　升麻四分　生甘草五分　黄芪一钱二分　丁香一个　桃仁三个　葵花七朵

上吹咀，作一服，用水二大盏，煎至一盏，去粗，食前热服。

【注释】

［1］吤吤（jiè）：象声词，喉中梗塞所出声。

［2］王瓜根：为葫芦科栝楼属植物王瓜的根，苦，寒，有小毒，可清热解毒，利尿消肿，散瘀止痛。

【精解】温卫补血汤主治脾胃虚弱，气血生化乏源，阳气不能升发所致的耳鸣、鼻不闻香臭、四肢困倦、带下等症，盖阳气不升则头面诸窍失养，因卫阳不振则太阳经受邪，故项筋紧、脊强痛，脾胃虚弱、气血不足则四肢困倦，血虚则易生内热，方中以黄芪、人参、白术、熟甘草益气健脾，柴胡、升麻助阳气升发，苍术、藿香、橘皮健脾化湿，当归、生地滋阴养血，牡丹皮、地骨皮、生甘草清血分之热，桃仁、王瓜根活血化瘀，葵花为止带之要药，黄柏清热燥湿，丁香、吴茱萸温阳化湿，湿去则带止。全方以辛甘温之药助阳化气，甘润之品以养血滋阴，辛甘寒之药以清血分之热，营卫通调，则诸症自除。

立效散

治妇人血崩不止。

当归　莲花心　白绵子[1]　红花　茅花[2]以上各一两

上剉如豆大，白纸裹定，泥固，炭火烧灰存性，为细末。

如干血气，研血竭为引，好温酒调服，加轻粉一钱。如血崩不止，加麝香为引，好温酒调服。

【注释】

［1］白绵子：《本草纲目》载其"主吐血衄血，下血崩中，赤白带下"。

［2］茅花：为禾本科植物白茅的花穗，味甘，性温，善止血定痛。

【精解】本方以白绵子、茅花止血以治其标，以当归、红花补血而不留瘀，莲子交通心肾以固本，全方以炭火烧灰取其固涩止血之性。

四圣散

治妇人赤白带下。

川乌炮制　生白矾以上各一钱　红娘子[1]三个　斑蝥十个

炼蜜为丸，如皂子大，绵裹坐之。

【注释】

［1］红娘子：为蝉科昆虫黑翅红娘子或褐翅红娘子的干燥虫体，味苦，性平，有毒，有活血化瘀、解毒散结之功。

【精解】四圣散主治寒、湿、瘀阻于胞宫所致的赤白带下。方以斑蝥、红娘子活血化瘀，川乌祛风除湿、温阳散寒，生白矾燥湿，全方四味药性较为猛烈，故以蜜和诸药为丸以缓和药性，减轻毒性。

温经除湿汤

十月霜冷后，四肢无力，乃痿厥，湿热在下焦也。醋心[1]者，是浊气不下降，欲为满也。合眼麻木作者，阳道不行也。恶风寒者，上焦之分，皮肤中气不行也。开目不麻者，目开助阳道，故阴寒之气少退也。头目眩运者，风气下陷于血分，不得伸越而作也，近火则有之。

黄连一分　柴胡　草豆蔻　神曲炒　木香以上各二分　麻黄不去节　独活　当归身　黄柏以上各一分　升麻五分　羌活七分　炙甘草　人参　白术　猪苓　泽泻以上各一钱　黄芪　橘皮　苍术以上各二钱　白芍药三钱

上剉如麻豆大，分作二服，水二盏，煎至一盏，食远服。治肢节沉重疼痛无力之胜药也。

【注释】

[1] 醋心：胃酸往上涌。

【精解】本方以麻黄、羌活、独活以开腠理，则恶风寒之症减，黄芪、人参、白术益气健脾、益卫固表，猪苓、泽泻、苍术、橘皮、草豆蔻燥湿健脾，木香理气和胃，神曲消食导滞，脾胃安则气血得充，归身、白芍养血和脉，升柴升提清阳以助"阳道"，连、柏清泻湿热以疗痿厥，诸药合用，共奏祛风散寒、益气升阳、清利湿热、健脾助运之功。

【医案举隅】

盆腔炎腹痛案

李某，女，35岁，以"下腹痛反复发作1年，加重1周"为主诉，于2019年1月22日就诊。该患1年前人流术后出现下腹痛，反复发作，未予诊疗，近1周遇冷后下腹疼痛加重，伴腰骶凉。平素月经规律，量少色暗，血块（+），轻微痛经，带下量多，色白，喜温，畏寒，饮食及睡眠可，二便调。末次月经：2019年1月11日。婚育史：23岁结婚，孕2产1人流1。查体：舌淡黯，苔白腻，脉弦细，妇科检查：外阴正常，阴道通畅，分泌物量多，色白，宫颈光滑，子宫前位，常大，活动度尚可，压痛（+），右附件区增厚成条索样，触痛（+），左附件区未触及异常。辅助检查：子宫前位，前壁可见1.8cm×2.1cm低回声区，内膜厚度0.61cm，子宫后方可见3.3cm×1.7cm不规则液性暗区。超声诊断：子宫肌瘤，盆腔积液。白带常规：清洁度Ⅲ度，BV（+）。

［诊断］盆腔炎性疾病后遗症（寒湿凝滞证）、子宫肌瘤。

［治法］温经除湿，化瘀止痛。方用温经除湿汤加减。

［处方］小茴香15g，炮姜15g，当归15g，川芎15g，延胡索15g，香附

20g，肉桂 15g，白芍 15g，茯苓 15g，薏苡仁 15g，巴戟天 15g，补骨脂 15g，浙贝母 10g，炙甘草 10g，14 剂，日 2 次，水煎服。中药洗液稀释后冲洗阴道。

二诊： 2 月 8 日下腹痛及腰骶部凉感明显减轻，症状好转，时近经前，乳房胀痛。妇科检查：分泌物较前减少，右附件区稍厚，触痛明显减轻。处置：继服上方，加柴胡 10g，益母草 15g。

三诊： 2 月 22 日，小腹痛及腰部凉感消失，月经 2 月 14 日来潮，量较既往稍增多，色深红，血块较前减少，痛经（－）。妇科检查：附件区无触痛。嘱其按时休息，顺应自然；多食山药，补益脾胃；加强锻炼，固护正气；忌食生冷，躲避邪气。随访 3 个月病情未复发。

刘晓彤，张晓东．张晓东教授治疗盆腔炎性疾病后遗症寒湿凝滞证的经验[J]．云南中医中药杂志，2019，40（12）：4-6．

按语： 本案为寒湿凝滞证的盆腔炎腹痛，此案选用温经除湿汤加减论治，重在温经。当归活血补血共用，祛瘀而不伤阴血，生新而不留瘀滞。川芎活血行气，善治妇女瘀阻腹痛。用延胡索、香附行气活血，且延胡索为止痛要药，专治一身上下诸痛。白芍与桂枝同用既可宣导上述活血之药物，又可温散体内之寒湿，以增强化瘀止痛之效。巴戟天温补肾阳，茯苓、薏苡仁同用，健脾除湿，上药同用，功效立见。

补气升阳和中汤

李正臣夫人病，诊得六脉俱中得弦洪缓相合，按之无力。弦在上，是风热下陷入阴中，阳道不行。其证，闭目则浑身麻木，昼减而夜甚，觉而开目，则麻木渐退，久则绝止。常开其目，此证不作，惧其麻木，不敢合眼，致不得眠。身体皆重，时有痰嗽，觉胸中常似有痰而不利。时烦躁，气短促而喘。肌肤充盛，饮食不减，大小便如常，惟畏其麻木，不敢合眼为最苦。观其色脉，形病相应而不逆。《内经》曰：阳盛瞋目而动轻，阴病闭目而静重。又云：诸脉皆属于目。《灵枢经》云：开目则阳道行，阳气遍布周身，闭目则阳道闭而不行。如昼夜之分，知其阳衰而阴旺也。且麻木为风，三尺之童，皆以为然，细校之，则有区别耳。久坐而起，亦有麻木，为如绳缚之人，释之，觉麻，作而不敢动，良久则自已。以此验之，非有风邪，乃气不行也，治之当补其肺中之气，则麻木自去矣。如经脉中阴火乘其阳分，火动于中，为麻木也，当兼去其阴火则愈矣。时痰嗽者，秋凉在外，在上而作也，当以温剂实其皮毛。身重脉缓者，湿气伏匿而作也。时见躁作，当升阳助气益血，微泻阴火与湿，通行经脉，调其阴阳则已矣，非五脏六腑之本有邪也。此药主之。

生甘草_{去肾热}　酒黄柏_{泻火除湿}　白茯苓_{除湿导火}　泽泻_{除湿导火}　升麻_{行阳}_{助经}　柴胡_{以上各一钱}　苍术_{除湿补中}　草豆蔻仁_{益阳退外寒，以上各一钱五分}　橘皮　当归身　白术_{以上各二钱}　白芍药　人参_{以上各三钱}　佛耳草　炙甘草_{以上各四钱}　黄芪_{五钱}

上吹咀，每服五钱，水二盏，煎至一盏，去粗，食远服之。

【精解】本方以异功散（人参、白术、茯苓、炙甘草、橘皮）加黄芪、草豆蔻仁、苍术、泽泻，补益中气，祛湿健脾，佛耳草化痰止咳，升麻、柴胡升提清阳，当归身、白芍养血和脉，黄柏清热燥湿，生甘草清热解毒，诸药合用，共奏益气养血，健脾祛湿之功。

麻黄桂枝升麻汤

治妇人先患浑身麻木，睡觉有少减，开目则已而瘥愈。又证已瘥，又因心中烦恼，遍身骨节疼，身体沉重，饮食减少，腹中气不运转。

木香　生姜_{以上各一分}　桂枝　半夏　陈皮　草豆蔻仁　厚朴　黑附子　黄柏_{以上各二分}　炙甘草　升麻　白术　茯苓　泽泻_{以上各三分}　黄芪　麻黄_{不去节}　人参_{以上各五分}

上都作一服，水二盏，煎至一盏，去粗，食远服之。

【精解】麻黄桂枝升麻汤主治风寒湿邪阻络，脾胃气虚所致的全身麻木，骨节疼痛等症，本方以麻黄、桂枝疏散风寒邪气，邪去则经络通，黄芪、人参、白术益气健脾，升麻升提中焦阳气，二陈汤（半夏、陈皮、茯苓、炙甘草、生姜）燥湿健脾，泽泻、厚朴、木香、草豆蔻仁化湿行气，黄柏清热燥湿，黑附子助阳化湿，诸药合用，共奏补脾胃、升清阳、祛风湿、通经络之功。

卷下

大便结燥门

【提要】本部分主要阐述李东垣治疗大便燥结不通的治疗理论及相应方剂。李东垣将大便燥结分为血燥、风燥、热燥、气涩等，根据其阴阳属性分为阴结、阳结。治疗上他虽重视通降，但反对滥用巴豆、牵牛等下药，强调根据不同情况灵活用药，除滋阴养血、润肠通便、泻热攻下等常见的用药思路外，他还巧用风药，取"急食辛以润之"之意。

大便结燥论

《金匮真言论》云：北方黑色，入通于肾，开窍于二阴，藏精于肾。又云：肾主大便，大便难者，取足少阴。夫肾主五液，津液润则大便如常。苦饥饱失节，劳役过度，损伤胃气，及食辛热味厚之物，而助火邪，伏于血中，耗散真阴，津液亏少，故大便结燥。然结燥之病不一，有热燥，有风燥，有阳结，有阴结，又有年老气虚，津液不足而结燥者。治法云：肾苦燥，急食辛以润之，结者散之。如少阴不得大便，以辛润之。太阴不得大便，以苦泄之。阳结者散之，阴结者温之。仲景云：小便利而大便硬，不可攻下，以脾约丸润之。食伤太阴，腹满而食不化，腹响，然不

116

能大便者，以苦药泄之。如血燥而不能大便者，以桃仁、酒制大黄通之。风结燥而大便不行者，以麻子仁加大黄利之。如气涩而大便不通者，以郁李仁、枳实、皂角仁润之。大抵治病必究其源，不可一概用巴豆、牵牛之类下之，损其津液，燥结愈甚，复下复结，极则以至导引于下而不通，遂成不救，噫！可不慎哉！

【精解】本段从"北方黑色，入通肾，开窍于二阴，藏精于肾"理论入手，强调了足少阴肾对于大便畅通与否发挥了重要作用。将大便结燥的实证归为热燥、风燥、阳结、阴结，同时也注意到老年气津两虚所致的大便结燥虚证。书中还列举了不同类型大便燥结相应的治法，总体以补充津液、恢复津液运行为原则，反对概用下法，损伤津液。

通幽汤

治大便难，幽门不通，上冲吸门[1]不开，噎塞不便，燥秘，气不得下，治在幽门，以辛润之。

炙甘草　红花以上各一分　生地黄　熟地黄以上各五分　升麻　桃仁泥　当归身以上各一钱

上都作一服，水二大盏，煎至一盏，去相，调槟榔细末五分，稍热食前服之。

【注释】

[1] 吸门：会厌。

【精解】通幽汤主治气滞血瘀兼有津亏所致的大便不通。方中以槟榔行气导滞，升麻升提清阳，二者一升一降，有利于气机恢复。桃仁、红花活血以助气机通畅，桃仁兼润燥通便。生地、熟地、归身滋阴养血以助桃仁润燥，炙甘草益气兼调和诸药。

【医案举隅】

年老便秘案

患者周某，女，83岁，初诊日期：2010年9月6日。

[主诉] 便秘，咳嗽。

[现病史] 腹胀，大便干结，数日一行，咳嗽吐痰，咽痛，汗出较多，醒后汗出明显，无胸闷、气短，有食欲，但因腹胀不舒而进食较少，口干渴，夜寐一般，入睡困难。

[既往史] 咽炎病史，高血压病史，现服降压药控制血压，平素血压正常。

[舌脉] 舌苔薄白腻，舌质暗红，脉细弦。

　　［辨证思路］此为心脾两虚，气阴不足之证。

　　［处方］生地黄15g，熟地黄15g，桃仁12g，杏仁12g，当归12g，升麻10g，炒白术12g，茯苓15g，厚朴12g，大腹皮12g，川贝母10g，地骨皮15g，郁李仁12g，黄芩12g，百部12g，鱼腥草30g。7剂，水煎温服。

　　二诊：2019年9月13日，无胸闷憋气，咳嗽咯痰减轻，但痰黏不易咯出，血压平稳，腹胀，大便每日1行，但大便干燥，睡眠尚可，汗出，口干，舌质嫩红，舌苔根部黄腻，脉细。辨证为气阴不足。

　　［处方］生地黄12g，玄参12g，麦冬20g，川贝母12g，杏仁12g，桔梗12g，当归12g，桃仁12g，地骨皮15g，桑白皮15g，厚朴12g，枳壳12g，白芍15g，鱼腥草30g。服药14剂后症状缓解，此后以通幽汤化裁治疗月余大便正常，无腹胀、咳嗽、咯痰。

　　张晋，刘方，韦云，等. 周文泉运用通幽汤治疗老年便秘经验［J］. 吉林中医药，2011，31（10）：944-946.

　　按语：本案为年老患者心脾两虚，气阴不足之便秘。治疗选用通幽汤升清降浊润肠通便；以川贝母、地骨皮、百部、杏仁宣降肺气，以黄芩清泄肺火。患者以炒白术、茯苓、厚朴、大腹皮健脾行气助运，郁李仁润肠通便，鱼腥草清肺化痰止咳。诸药配合通腑气，开肺气以宣通，肠腑通畅而大便能下。二诊时配以增液汤加强滋阴润肠之力，桔梗代升麻，升提肺气以止咳，厚朴、枳壳降气和胃，恢复气机升降之枢，气行则水行、气行则血行，故便秘可解，腹胀可消。

润燥汤

　　升麻　生地黄以上各二钱　熟地黄　当归梢　生甘草　大黄煨　桃仁泥　麻仁以上各一钱　红花五分

　　上除桃仁、麻仁另研如泥外，剉如麻豆大，都作一服，水二盏，入桃仁、麻仁泥，煎至一盏，去粗，空心稍热服。

　　【精解】润燥汤较前通幽汤药量明显增加，且去槟榔加大黄、麻仁，将炙甘草易为生甘草，当归身易为当归稍，其养血活血、清热润燥之力更甚。

润肠丸

　　治脾胃中伏火，大便秘涩，或干燥，闭塞不通，全不思食，及风结、血秘，皆令闭塞也，以润燥和血疏风，自然通利矣。

　　桃仁汤浸，去皮尖　麻仁以上各一两　当归梢　大黄煨　羌活以上各一钱

　　上除桃仁、麻仁另研如泥外，捣为极细末，炼蜜为丸，如梧桐子大，每服三十五丸，空心白汤下。

如病人不大便，为大便不通而涩，其邪盛者，急加酒洗大黄以利之。如血燥而大便燥干者，加桃仁、酒洗大黄。如风结燥，大便不行者，加麻仁、大黄。如风涩而大便不行，加煨皂角仁[1]、大黄、秦艽以利之。如脉涩，觉身有气涩而大便不通者，加郁李仁、大黄以除气燥。如寒阴之病，为寒结闭而大便不通者，以《局方》中半硫丸，或加煎附子干姜汤冰冷与之。其病虽阴寒之证，当服阳药补之，若大便不通者，亦当十服中与一服利药，微通其大便，不令结闭，乃治之大法。若病人虽是阴证，或是阴寒之证，其病显燥，脉实坚，亦宜于阳药中少加苦寒之药，以去热燥，燥止勿加。如阴躁欲坐井中者，其二肾脉按之必虚，或沉细而迟，此易为辨耳。知有客邪之病，亦当从权加药以去之。

【注释】

[1] 皂角仁：为植物皂荚的干燥成熟种子，味辛，性温，具有润肠通便、祛风消肿之功效。

【精解】本方主治脾胃伏火，风结血秘之便秘。以羌活开腠发表以散伏火，桃仁、麻仁润肠通便，当归稍养血活血，大黄泻火通便。方后详细列举了该方加减，如单纯大便不通，邪气壅盛的，加酒洗大黄；如血燥者，加桃仁、酒洗大黄；风燥者，加麻仁、大黄；风湿者，加皂角仁、大黄、秦艽；气燥者，加郁李仁、大黄；寒秘者，以半硫丸或附子干姜汤等。

麻黄白术汤

治大便不通，五日一遍，小便黄赤，浑身肿，面上及腹尤甚，其色黄，麻木，身重如山，沉困无力，四肢痿软，不能举动，喘促，唾清水，吐哕，痰唾白沫如胶，时躁，热发欲去衣，须臾而过，振寒，项额有时如冰，额寒尤甚，头旋眼黑，目中溜火，冷泪，鼻不闻香臭，少腹急痛，当脐有动气，按之坚硬而痛。

青皮去腐　酒黄连以上各一分　酒黄柏　橘红　甘草炙一半　升麻以上各二分　黄芪　人参　桂枝　白术　厚朴　柴胡　苍术　猪苓以上各三分　吴茱萸　白茯苓　泽泻以上各四分　白豆蔻　炒曲以上各五分　麻黄不去节五钱　杏仁四个

上㕮咀，分作二服，水二大盏半，先煎麻黄令沸，去沫，再入诸药，同煎至一盏，去粗，稍热，食远服。

此证宿有风湿热，伏于荣血之中，其木火乘于阳道为上盛，元气短少，上喘，为阴火伤其气。四肢痿，在肾水之间，乃所胜之病，今正遇冬寒得时，乘其肝木，又实其母，肺金克木凌火，是大胜必有大复。其证善恐，欠，多嚏，鼻中如有物，不闻香臭，目视𥉡𥉡，多悲健忘。少腹急痛，通身黄，腹大胀，面目肿尤甚。食不下，痰唾涕有血，目眦疡，大便不通，并宜此药治之。

【精解】本方所治患者发病之时正值冬季，素体脾胃虚弱、元气虚衰，外受风寒邪气侵袭，内有阴火上乘。方以麻黄汤（麻黄，桂枝，杏仁，甘草）开腠发表，黄芪、人参、白术健脾益气，升麻、柴胡升提清阳，苍术、陈皮、泽泻、茯苓、猪苓、白豆蔻化湿浊、利水气，炒神曲消食导滞，青皮、厚朴行气止痛，黄连、黄柏苦寒泻阴火，吴茱萸温阳散寒，以防连柏苦寒败胃。

升阳汤（一名升阳泻湿汤）

治膈咽不通，逆气里急，大便不行。

青皮　槐子[1]以上各二分　生地黄　熟地黄　黄柏以上各三分　当归身　甘草梢以上各四分　苍术五分　升麻七分　黄芪一钱　桃仁十个，另研

上㕮咀，如麻豆大，都作一服，入桃仁泥，水二大盏，煎至一盏，去粗，稍热食前服。

【注释】

[1]槐子：为豆科植物槐的干燥成熟果实，味苦，性寒，具有清热泻火，凉血止血之功效。

【精解】升阳汤主治中焦气虚气滞，郁而化火所致的大便不通。方以黄芪补益中气以治其本，升麻升提清阳以使所补益之元气上升，苍术燥湿健脾，青皮调畅中焦气机。生地、熟地滋阴养血，当归身、桃仁养血活血、润肠通便，以苦寒之黄柏、槐子与甘寒之甘草梢配伍，清泻郁火。诸药合用，补气、行气、升清之品与养血、活血、润燥、清热之品联用，旨在恢复气血之运行兼养阴清热，则津液自复，膈咽不通、大便不行等症自除。

活血润燥丸

治大便风秘，血秘，常常燥结。

当归梢一钱　防风三钱　大黄湿纸裹煨　羌活以上各一两　皂角仁烧存性，去皮，一两五钱，其性得湿则滑，湿滑则燥结自除　桃仁二两，研如泥　麻仁二两五钱，研如泥

上除麻仁、桃仁另研如泥外，为极细末，炼蜜为丸，如梧桐子大，每服五十丸，白汤下。三两服后，须以苏麻子粥，每日早晚食之，大便日久不能结燥也。以磁器盛之，纸封无令见风。

【精解】活血润燥汤主治外受风邪，腠理紧闭兼血瘀津亏所致的大便不通。方以防风、羌活之辛温发散以开腠理，散郁火。大黄泻热通便，当归梢活

血养血，桃仁、麻仁、皂角仁润燥通便，诸药相合，以泻热攻下、润肠通便之品配伍辛温发表、升发透散之品，标本兼顾，则燥结自除。

【医案举隅】

闭经案

乔某，女，26岁，1990年4月25日初诊。

患者生育1年半后曾月经来潮2次，近3个月来停经，请妇科查妊娠试验。少腹胀痛，时而拒按，烦躁易怒，口干苦，舌质淡苔薄，脉沉细。

证属瘀血停滞，脉络受阻，治宜活血祛瘀，通脉行经。

［处方］方用活血润燥丸加减。当归梢15g，防风、桃仁、麻仁、羌活各12g，皂角、大黄各6g，5剂病瘥。

许永强. 活血润燥汤在妇科中的应用［J］. 安徽中医临床杂志,1995(01): 47.

按语：本案为产后脉络瘀滞不畅所致经血停滞。治宜活血为主，选用活血润燥汤加减，方中当归梢温通而补血，大黄、皂角攻走血脉，直达病所。防其活血过猛，用桃仁、麻仁缓下阵痛，羌活辛苦上升之味而入肝肾，防风可解除血管痉挛疼痛。全方祛瘀滞、通血脉，奏效迅速。

润肠汤

治大肠结燥不通。

生地黄　生甘草以上各二钱　大黄煨　熟地黄　当归梢　升麻　桃仁　麻仁以上各一钱　红花三分

上㕮咀，水二盏，煎至一盏，去粗，食远温服。

【精解】本方在前方润肠丸基础上去羌活加生地、熟地、生甘草、红花、升麻，主治血脉瘀阻、肠络失于濡养所致的大肠燥结。方以桃仁、红花、当归梢活血化瘀，大黄泻热通便，生甘草助大黄泻热，生地、熟地、麻仁滋阴养血、润肠通便。升麻升提清阳以降中寓升，助于调畅气机。

【医案举隅】

老年便秘案

罗某某，男，62岁，退休干部，1999年4月7日初诊。

大便秘结数年，2~3天1次，甚则5天1次，经常自购三黄片、清火栀麦片、果导片等通下剂，未见明显效果，近月大便秘结，腹胀腹痛，纳差，小便短涩，口干舌燥，心烦失眠，腰膝酸软，舌质淡红、苔黄少津、中有裂纹，脉沉细。B超提示：胆石症，腹腔气体较多。X线腰椎正侧位片：腰椎第3~4椎体增生。

［处方］生地黄15g，熟地黄12g，当归10g，大黄10g，升麻10g，麻子仁9g，桃仁6g，郁金10g，川杜仲10g，酸枣仁10g，柏子仁9g。服2剂后大便通，腹胀、腹痛缓解，服药1个半月后大便通畅，每日1次，嘱改用润肠丸冲服蜂蜜，禁食辛辣、香燥和烟酒。随访3年大便正常。

胡德坪. 东垣润肠汤加减治疗老年便秘86例临床观察［J］. 实用中西医结合临床，2002（06）：32-33.

按语： 本案为老年肠燥津亏之便秘，治以滋阴养血、活血化瘀、润肠通便，选用润肠汤加减治疗，方中当归、桃仁、麻子仁以活血润肠为主，大黄泻下通便，羌活气雄能散气疏风，加生地黄、熟地黄滋阴养血、润肠通便，生首乌养血，肉苁蓉补肾益气，白蜜滋阴且有增强润肠之效能，诸药同用，共奏其效。

小便淋闭门

【提要】 本部分主要阐述李东垣治疗小便不利、小便不通的相关治疗理论及方剂。东垣认为，小便淋闭与热邪密切相关，治疗时应给邪以出路，故常以淡渗利湿之法、苦寒泻火之法以导热邪而出。

小便淋闭论

《难经》云：病有关有格，关则不得小便。又云：关无出之谓。皆邪热为病也。分在气在血而治之，以渴与不渴而辨之。如渴而小便不利者，是热在上焦肺之分，故渴而小便不利也。夫小便者，是足太阳膀胱经所主也，长生于申，申者，西方金也，肺合生水。若肺中有热，不能生水，是绝其水之源。经云：虚则补其母，宜清肺而滋其化源也，故当从肺之分助其秋令，水自生焉。又如雨、如露、如霜，皆从天而降下也，乃阳中之阴，明秋气自天而降下也。且药有气之薄者，乃阳中之阴，是感秋清肃杀之气而生，可以补肺之不足，淡味渗泄之药是也。茯苓、泽泻、琥珀、灯心、通草、车前子、木通、瞿麦、萹蓄之类，以清肺之气，泄其火，资水之上源也。如不渴而小便不通者，热在下焦血分，故不渴而小便不通也。热闭于下焦者，肾也，膀胱也，乃阴中之阴。阴受热邪，闭塞其流。易上老云：寒在胸中，遏绝不入，热在下焦，填塞不便，须用感北方寒水之化，气味俱阴之药，以除其热，泄其闭塞。《内经》云：无阳则阴无以生，无阴则阳无以化。若服淡渗之药，其性乃阳中之阴，非纯阳之剂，阳无以化，何能补重阴之不足也。须用感地之水运而生，太苦之味，感天之寒气而生大寒之药，此气味俱阴，乃阴中之阴也。大寒之气，人禀之生膀胱；寒水之运，人感之生肾。此药能补肾与膀胱，受阳中之阳热火之邪，而闭其下焦，使小便不通也。夫用苦寒之药，治法当寒因热用。又云：必伏其所主，而先其所因，其始则气同，其终则气异也。

【精解】本段主要论及小便不利的治法。李东垣按照渴与不渴将小便不利分为上焦有热和下焦有热。小便不利兼口渴者为上焦有热，东垣以淡渗利水之品治疗，如茯苓、泽泻、琥珀、灯心草、通草、车前子、木通、瞿麦、萹蓄等。对于小便不利、不渴者，为下焦有热，东垣以苦寒药物，如黄柏、知母等治疗。

通关丸（一名滋肾丸）

治不渴而小便闭，热在下焦血分也。

黄柏去皮，剉，酒洗，焙　知母剉，酒洗，焙干，以上各一两　肉桂五分

上为细末，熟水为丸，如梧桐子大，每服一百丸，空心白汤下，顿两足，令药易下行故也。如小便利，前阴中如刀刺痛，当有恶物下，为验。

【精解】通关丸主治湿热在下焦之小便不利。方以黄柏、知母清下焦湿热兼滋肾阴，少佐辛甘大热之肉桂以助水湿运化，兼又防止凉药导致冰伏凉遏。

【医案举隅】

癃闭案

陈某某，男，64岁。患者于1个月前因小便排出困难，大便坠胀而入院治疗。临床检查：下腹部隆起，膀胱充盈，局部叩诊浊音。肛门指诊：前列腺光滑无结节，较正常为大，中央沟触不清。前列腺部位超声检查：左侧进1.5cm出3cm平段，右侧进1.5cm出3cm平段，提高灵敏度有高波反射，未见液平段范围不清。前列腺液检查：呈微黄色，卵磷脂小体减少做成堆排列。入院后经持续导尿，在腰麻下行单侧膀胱造瘘术，并连续使用青霉素防止术后感染。半月来，尿道无尿意，小便全由瘘管排出，病人要求改用中药治疗。刻诊尿道小便点滴不通，患者五心烦热，腰酸膝软，口渴不多饮。并觉近来视物昏花，经常耳鸣，舌淡紫，苔滑腻。

［辨证施治］水热瘀血互结，膀胱气化不利，清浊升降失常。治以通调三焦，化瘀行水。

［处方］升麻5g，桔梗15g，白术12g，猪苓15g，桃仁9g，知母40g，地龙20g，黄柏10g，肉桂3g，车前子12g，王不留行15g。

药进3剂，小便开始从尿道点滴排出。4剂后尿量增多，患者自行取出尿瘘引流管。连进10剂后小便畅快，内热诸症也随之而解。继以济生肾气汤15剂，作出院善后治疗。

张继元. 通关丸在临床中的应用［J］. 光明中医，2008（06）：843-844.

按语：本案为水热瘀血互结，膀胱气化不利所致癃闭。治疗当通调三焦气机，清热利水，活血化瘀，选通关丸加减治之，方中除加入升清宣上之升麻、桔梗，健脾行水之白术、猪苓、车前子、通调水道外，又加入桃仁、王不留行、地龙活血祛瘀，所以能较快收到散结行水的效果。

清肺饮子

治渴而小便闭涩不利，邪热在上焦气分。

灯心一分　通草二分　泽泻　瞿麦　琥珀以上各五分　萹蓄　木通以上各七分　车前子炒，一钱　茯苓去皮，二钱　猪苓去皮，三钱

上为粗末，每服五钱，水一盏半，煎至一盏，稍热食远服。或《局方》八正散，五苓散亦宜服之。

【精解】清肺饮子主治热在上焦之小便不利，治疗上焦有热，李东垣多以淡渗利水之法，故方以八正散（去大黄、甘草梢、栀子、滑石）合五苓散（去白术、桂枝）为基础方以清热利湿、淡渗利尿，加通草、琥珀通利小便。诸药相合，则湿热除、小便利。

导气除燥汤

治小便闭塞不通，乃血涩致气不通而窍涩也。

茯苓去皮　滑石炒黄，以上各二钱　知母细剉，酒洗　泽泻以上各三钱　黄柏去皮，酒洗，四钱

上㕮咀，每服五钱，水三盏，煎至一盏，去粗，稍热空心服。如急闭，不拘时服。

【精解】本方主治热结下焦所致的小便不利。方以黄柏、知母养阴清热，助清下焦之热，佐以滑石清热利湿，茯苓、泽泻淡渗利湿之品，则下焦湿热自去。

肾疸汤

治肾疸目黄，甚至浑身黄，小便赤涩。

羌活　防风　藁本　独活　柴胡以上各五分　升麻五钱
以上治肾疸目黄，浑身黄。

白茯苓二分　泽泻三分　猪苓四分　白术五分　苍术一钱
以上治小便赤涩。

黄柏二分　人参三分　葛根五分　神曲六分　甘草三钱

上剉如大豆大，分作二服，水三盏，煎至一盏，去柤，稍热食前服。

【精解】肾疸汤主治湿热蕴结所致的目黄、身黄、小便赤涩。方以羌活、独活、藁本、防风辛温发汗，取风能胜湿之意。人参益气生津，升麻、柴胡、葛根升提清阳，四苓散（白术、茯苓、泽泻、猪苓）淡渗利湿，二妙丸（黄柏、苍术）清利下焦之湿热。神曲消食导滞，甘草益气和中、调和诸药。

痔漏门

【提要】本部分主要论及东垣治疗痔漏的相关理论及方剂。李东垣治疗痔漏主要从疏风和血、养阴润燥、益气升阳等方向治疗，若患者有痔漏兼大便秘结不通的情况，东垣多在处方中加入润肠、理气、通便之品以改善患者症状。

痔漏[1]论

《内经》曰：因而饱食，筋脉横解，肠澼为痔。夫大肠，庚也，主津。本性燥清，肃杀之气；本位主收，其所司行津。以从足阳明，旺则生化万物者也，足阳明为中州之土，若阳衰，亦殒杀万物，故曰万物生于土而归于土者是也。以手阳明大肠司其化焉。既在西方本位，为之害蜚[2]，司杀之府。因饱食行房，忍泄前阴之气，归于大肠，木乘火势，而侮燥金，故火就燥也，则大便必闭。其疾甚者，当以苦寒泻火，以辛温和血润燥，疏风止痛，是其治也。以秦艽、当归梢和血润燥，以桃仁润血；以皂角仁除风燥；以地榆破血；以枳实之苦寒，补肾以下泄胃实；以泽泻之淡渗，使气归于前阴，以补清燥受胃之湿邪也；白术之苦甘，以苦补燥气之不足，其甘味以泻火而益元气也，故曰甘寒泻火，乃假枳实之寒也。古人用药，为下焦如渎，又曰：在下者引而竭之，多为大便秘涩，以大黄推去之，其津血益不足。以当归和血，及油润之剂，大便自然软利矣。宜作剉汤以与之，是下焦有热，以急治之之法也。以地榆恶人而坏胃，故宿食消尽，空心作丸服之。

【注释】

[1] 痔漏：一作痔瘘，凡肛门内外有肉突起为痔，凡孔窍内生管，出水不止者为漏。

[2] 害蜚（fēi非）：手足阳明经所属的体表部位。

【精解】本段引用《黄帝内经》中"因而饱食，筋脉横解，肠澼为痔"，以说明痔漏多与饮食不节、行房忍泄等有关，最终导致"木乘火势而侮燥金"，故治疗上应以和血润燥、疏风止痛为主要治疗原则。在具体用药上，本段列举了治疗痔漏的常用药物，如辛润之秦艽、当归、桃仁、皂角仁以养血润燥，苦寒之枳实以下泄胃实，苦甘之白术以益元气等。

秦艽白术丸

治痔疾，并痔漏有脓血，大便燥硬，而作疼痛不可忍。

秦艽去芦　桃仁汤浸，去皮尖，另研　皂角仁烧存性，以上各一两　当归梢酒浸　泽泻　枳实麸炒黄　白术以上各五钱　地榆三钱

上为细末，和桃仁泥研匀，煎熟汤打面糊为丸，如鸡头仁大，令药光滑，焙干，每服五七十丸，白汤下，空心服，待少时，以美膳压之。忌生、冷、硬物、冷水、冷菜之类，并湿面、酒及辣辛热大料物之类，犯之则药无验也。

【精解】本方以枳术丸（枳壳、白术）健脾养胃，以泽泻淡渗利湿，以秦艽、当归疏风养血，桃仁、皂角仁润肠通便，地榆凉血止血以止痔血。

秦艽苍术汤

治痔疾若破，谓之痔漏。大便秘涩，必作大痛，此由风热乘食饱不通，气逼大肠而作也。受病者，燥气也，为病者，胃湿也，胃刑大肠，则化燥火，以乘燥热之实，胜风附热而来，是湿、热、风、燥四气而合。故大肠头，成块者，湿也；作大痛者，风也；若大便燥结者，主病兼受火邪，热结不通也。去此四者，其西方肺主诸气，其体收下，亦助病为邪，须当以破气药兼之，治法全矣。以剉汤与之，其效如神。

秦艽去苗　桃仁汤浸，去皮，另研　皂角仁烧存性，另研，各一钱　苍术制　防风以上各七分　黄柏去皮，酒洗，五分　当归梢酒洗　泽泻以上各三分　梭身槟榔一分，另研　大黄少许，虽大便过涩，亦不可多用

上除槟榔、桃仁、皂角仁三味外，余药呋咀如麻豆大，都作一服，水三盏，煎至一盏二分，去粗，入槟榔等三味末，再上火煎至一盏，空心热服。待少时，以美膳压之，不犯胃气也。服药日忌生、冷、硬物及酒、湿面、大料物、干姜之类，犯之则其药无效。如有白脓，加白葵花头五朵，去蕚心，青皮半钱，不去白，入正药中同煎。木香三分，为细末，同槟榔等三味依前煎服饵。古人治此疾，多以岁月除之，此药一服则愈。

【精解】东垣认为痔漏、便秘不离湿、热、风、燥，故本方以辛润之秦艽、防风疏散风邪，黄柏、苍术清下焦之湿热，泽泻淡渗祛湿，桃仁、皂角仁

润燥通便，大黄泻热攻下以治其标，槟榔行气利水。诸药相合，疏风、润燥、祛湿、清热，风、燥、湿、热自除，大便自通，痔漏自止。

七圣丸

治大肠疼痛不可忍。叔和云：积气生于脾脏傍，大肠疼痛卒难当，渐交稍泻三焦火，莫谩多方立纪纲。

羌活一两　郁李仁汤浸，去皮，另研，一两五钱　大黄八钱，煨　槟榔　桂去皮　木香　川芎以上各五钱

上除郁李仁另研入外，共为细末，炼蜜为丸，如梧桐子大，每服三五十丸，白汤下，食前，取大便微利，一服而愈。切禁不得多利大便，其痛滋甚。

【精解】七圣丸以羌活疏风止痛，郁李仁下气润肠，大黄泻下通便，木香、槟榔、川芎理气活血，肉桂温通经脉以助气血运行。诸药相合，共奏疏风止痛、润肠通便、理气活血之功。

秦艽防风汤

治痔漏，每日大便时发疼痛，如无疼痛者，非痔漏也，此药主之。

秦艽　防风　当归身　白术以上各一钱五分　炙甘草　泽泻以上各六分　黄柏五分　大黄煨　橘皮以上各三分　柴胡　升麻以上各二分　桃仁三十个　红花少许

上剉如麻豆大，都作一服，水三盏，煎至一盏，去粗，稍热空心服之。避风寒，忌房事，酒湿面，大辛热物。

【精解】秦艽防风汤主治气陷、风燥所致的痔漏。方以白术、炙甘草甘温益元气，橘皮健脾燥湿，泽泻淡渗利湿，升麻、柴胡升阳止陷，六药相合以健脾利湿、助阳益气。大黄泻下通便，当归、桃仁、红花养血润燥，防风、秦艽辛润疏风，苦寒之黄柏以泻火。

【医案举隅】

肛门肿痛案

刘某，男，63岁，患肛瘘20余年，曾两次手术未愈。近1周来肛门肿痛，大便困难急诊入院。当即手术，术中见四条管道纵横交错，内口在后正中耻骨直肠肌上方，放行肛瘘切开挂线术。术后肛缘水肿、疼痛，小便不利。治疗予秦艽防风汤加车前子、栀子、制乳没。服药1剂后，小便通畅，疼痛明显减轻。3剂后，肛缘水肿缩小，再投3剂，水肿消失。

杨晓冬. 秦艽防风汤加减治疗痔瘘术后肛缘水肿82例［J］. 黑龙江中医药，2001（01）：34.

按语： 本案为术后肛缘水肿所致肛门疼痛，治以秦艽防风汤祛风清热，活血止痛。方中补益元气、养血润燥、清泻火热共用，有利于术后创面的早日愈合，对术后的感染起到预防和治疗的作用。

秦艽羌活汤

治痔漏成块下垂，不任其痒。

羌活一钱二分　秦艽　黄芪以上各一钱　防风七分　升麻　炙甘草　麻黄　柴胡以上各五分　藁本三分　细辛少许　红花少许

上剉如麻豆大，都作一服，水二盏，煎至一盏，去粗，空心服之，忌风寒处大小便。

【精解】秦艽、羌活主治脾虚气陷所致的痔漏。方以黄芪、炙甘草补益中焦之气以充元气，以柴胡、升麻升提中焦清阳，以大队风药之麻黄、羌活、秦艽、防风、藁本、细辛辛温升阳，助升、柴升发清阳，同时可疏风止痒，红花活血助风药止痒。诸药相合，共奏益气升阳、和血疏风止痒之功。

当归郁李仁汤

治痔漏大便硬，努出大肠头，下血，苦痛不能忍。

郁李仁　皂角仁以上各一钱　枳实七分　秦艽　麻仁　当归梢　生地黄　苍术以上各五分　大黄煨　泽泻以上各三分

上剉如麻豆大，除皂角仁别为末，水三盏，煎至一盏，去粗，入皂角仁末，调，空心食前服之，忌如前。

【精解】本方以大黄、枳实泻下通便，郁李仁、麻仁助二药润肠，秦艽、当归疏风和血，生地养血滋阴，泽泻、苍术健脾祛湿。诸药合用，共奏润肠通便、疏风止痛、健脾养血之功。

红花桃仁汤

治痔漏经年，因而饱食，筋脉横解，肠澼为痔，治法当补北方，泻中央。

黄柏一钱五分　生地黄一钱　泽泻八分　苍术六分　当归梢　汉防己　防风梢　猪苓以上各五分　麻黄二分　红花半分　桃仁十个

上剉如麻豆大，水三盏，煎至一盏，去粗，稍热食前服之。忌如前。

【精解】本方以黄柏、生地滋肾水，泽泻、防己、苍术、猪苓清热、燥湿、淡渗之品以使气归于前阴，麻黄、防风疏风散邪，红花、桃仁、当归梢和润燥。诸药相合，共奏滋肾养阴、疏风和血之功。

秦艽当归汤

治痔漏，大便结燥疼痛。

大黄煨，四钱　秦艽　枳实以上各一钱　泽泻　当归梢　皂角仁　白术
以上各五分　红花少许　桃仁二十个

上都作一服，水三盏，煎至一盏，去粗，食前热服。忌如前。

【精解】本方主治风、热、瘀相合所致的痔漏、大便燥结。方以当归梢、红花、桃仁和血润燥，皂角仁除风燥，秦艽疏风止痛，大黄、枳实攻下泻热、去有形之邪，白术甘温健脾以充元气，泽泻淡渗利，使气归于前阴。

阴痿阴汗门

【提要】李东垣治疗以阴部臊臭、阴汗等症为主的前阴病时，重视益阴和血、清泄肝经湿热，同时根据病人的不同情况，或以风药升阳胜湿，或温阳化湿，或健脾利湿。

阴痿阴汗及臊臭论

一富者前阴臊臭，又因连日饮酒，腹中不和，求先师治之。曰：夫前阴者，足厥阴肝之脉，络循阴器，出其挺末。凡臭者，心之所主，散入五方为五臭，入肝为臊，此其一也。当于肝经中泻行间，是治其本，后于心经中泻少冲，乃治其标。如恶针，当用药除之。酒者，气味俱阳，能生里之湿热，是风湿热合于下焦为邪，故经云：下焦如渎。又云：在下者引而竭之。酒是湿热之水，亦宜决前阴以去之。

【精解】本段论及李东垣治疗前阴臊臭的治疗理论。李东垣认为风、湿、热合于下焦为该病的病机，涉及心、肝二脏，故治疗中强调清热利湿之法，"在下者引而竭之"。

龙胆泻肝汤

治阴部时复热痒及臊臭。

柴胡梢　泽泻以上各一钱　车前子　木通以上各五分　生地黄　当归梢　草龙胆以上各三分

上剉如麻豆大，都作一服，水三盏，煎至一盏，去粗，空心稍热服，便以美膳压之。此药柴胡入肝为引用。泽泻、车前子、木通，淡渗之味利小便，亦除臊气，是名在下者引而竭之。生地黄、草龙胆之苦寒，泻酒湿热，更兼车前子之类以撤肝中邪气。肝主血，用当归以滋肝中血不足也。

【精解】龙胆泻肝汤主治肝经湿热所致的阴部热痒及臊臭。方以龙胆草清

泻肝胆湿热为君，泽泻淡渗利湿，木通、车前子清热利尿，导湿热邪气从小便而走。生地、当归滋阴养血以养肝体，配合诸药则利水而不伤正。柴胡引药入肝，使药力速达病所。诸药相合，共奏清热祛湿，养阴利水之功。

【医案举隅】

一、斑秃案

闫某，男，27岁，2018年6月13日初诊。

[主诉] 额角头发脱落严重，发际线明显后移。

[现病史] 头发无光泽，头皮油腻不爽，每次洗发后脱发严重，长期焦虑，失眠，每晚睡2~3小时，情绪烦躁易怒。纳食不香，口苦口干，小便正常，便秘，大便2~3日一行，质黏，舌边红，苔黄腻，脉弦数。

[中医诊断] 斑秃，辨证属肝郁化火，肝胆湿热。

[处方] 方用龙胆泻肝汤加减。龙胆草6g，焦栀子12g，黄芩10g，生地15g，柴胡10g，白芍12g，枳实15g，郁金15g，合欢花12g，陈皮10g，炒莱菔子12g，生甘草10g。日1剂，连服7剂，早晚温服。

[外用洗发方] 桑白皮30g，苦参15g，苍耳子15g，花椒10g，炒王不留行20g，黄柏15g，侧柏叶10g。7剂，隔日上药水煎，洗发。

7日后复诊，病人自诉洗发时掉发量较之前明显减少，头发亮度增加，有光泽。情绪大为好转，纳食转香，口不苦，失眠状况改善，每晚睡6~7小时，大便畅通，每日1次，上方加麦芽15g以健脾行气和胃，继服14剂，诸症愈。

马阳阳，吴秋玲. 吴秋玲教授运用龙胆泻肝汤临床验案举隅 [J]. 山西中医学院学报，2019，20（05）：348-349+352.

按语：本案为肝火上炎兼有湿热之斑秃，治以清泻肝火、清利湿热，佐以养血和血。方用龙胆泻肝汤合四逆散加减，方中龙胆草、黄芩、炒栀子直泻肝火；白芍、生地养血和血；加郁金、合欢花疏肝解郁；炒莱菔子善行气通腑，有通便泻热之力；枳实与柴胡配伍，一升一降，加强舒畅气机之功。

二、痤疮案

李某某，男，19岁，于2020年3月4日初诊。

[主诉] 面部及背部黑头、脓肿、痒痛6个月余，加重2个月余。

[现病史] 患者平素急躁易怒。6个月前无明显诱因出现面部与背部痒痛，后发现面部与背部开始起黑头，随后上述部位出现脓肿，此起彼伏，反复不止，在多处寻求治疗，均诊断为"痤疮"。给予红霉素、甲硝唑、维胺酯等内服、外用，但停药后即复发。近2个月来，原有症状加重，为寻求更好的治疗，遂来就诊。症见：头面部、背部有油腻感，其上存在多个黑头、白头和脓

肿，伴有口苦、便秘和烦躁易怒的表现。触诊可见耳后淋巴结肿大。舌质深红，舌苔黄腻，脉弦滑有力。

［辨证］肝胆实火。

［治法］以清泻肝胆实火为主，兼以除湿。

［处方］龙胆泻肝汤加减。龙胆草 10g，栀子 10g，黄芩 10g，柴胡 8g，生地黄 12g，车前子 8g，当归 10g，泽泻 10g，生甘草 5g，蒲公英 20g，连翘 15g，白花蛇舌草 20g，赤芍 12g。7 剂，水煎 2 次，于早、晚饭后服用。

二诊： 2020 年 3 月 13 日，患者复诊，原有症状减轻，无新发痤疮，耳后淋巴结肿大减小，大小便调。舌质红，苔薄黄，脉弦有力。原方中加入牡蛎、夏枯草各 20g。

三诊： 2020 年 3 月 21 日，患者复诊，症状进一步减轻，痒痛感消失，耳后淋巴结肿大消失。舌质红，苔薄白，脉弦有力。二诊处方的基础上再加入丹参 20g，丝瓜络 10g。

四诊： 2020 年 4 月 3 日，患者复诊，原有皮疹基本消失，与正常皮肤差异较小。舌质红，苔薄白，脉弦有力。方用血府逐瘀汤，加夏枯草、连翘各 20g，玫瑰花、凌霄花和丝瓜络各 10g。随访至 6 月 30 日，症状已全部消失，且未复发。

张青岳，安军明. 龙胆泻肝汤加减治疗皮肤疾病临床验案三则［J］. 临床医学研究与实践，2021，6（15）：143-146.

按语： 本案为肝火上炎之粉刺，治以清肝泻火兼清湿热，方中蒲公英、连翘和白花蛇舌草清热解毒，并能防止未成脓的痤疮化脓。赤芍清泻肝火，可辅助龙胆泻肝汤更快治疗肝胆湿热。二诊中，方中加入了牡蛎与夏枯草。夏枯草可清泻肝火；牡蛎可软坚散结，兼具平肝潜阳。三诊加入丝瓜络则可辅助丹参，加强其通络活血的作用。四诊以养血活血为主，以血府逐瘀汤为主方，玫瑰花和凌霄花均具有活血通经的效果，故加入使用，诸药同用，以获其功。

清震汤

治小便溺黄，臊臭淋沥[1]，两丸如冰，阴汗浸多。

羌活　酒黄柏以上各一钱　升麻　柴胡　苍术　黄芩以上各五分　泽泻四分　麻黄根　猪苓　防风以上各三分　炙甘草　当归身　藁本以上各二分　红花一分

上剉如麻豆大，都作一服，水二盏，煎至一盏，去粗，临卧服。大忌酒湿面。

【注释】

[1] 淋沥：滴落貌。

【精解】清震汤主治下焦湿热、阳气不升所致的小便溺黄、两丸如冰等症。方以诸风药之羌活、藁本、防风配合升麻、柴胡升提清阳，以黄芩、黄柏、苍术之苦燥配合泽泻、猪苓之淡渗以助清热祛湿，当归身、红花和血通脉，麻黄根收敛固涩以止阴汗。全方散中有收，标本兼顾，以苦燥祛湿、淡渗利水、升阳和血之品合用则湿邪自除。

固真汤（<small>一名正元汤</small>）

治两丸冷，前阴痿弱。阴汗如水，小便后有余滴。尻臀并前阴冷，恶寒而喜热，膝下亦冷。

升麻　羌活　柴胡<small>以上各一钱</small>　炙甘草　草龙胆　泽泻<small>以上各一钱五分</small>　黄柏　知母<small>以上各二钱</small>

上剉如麻豆大，分作二服，水二盏，煎至一盏，去粗，空心稍热服。以早饭压之。

【精解】固真汤主治肾阴不足，湿热蕴结下焦兼阳气不升所致的前阴痿弱，阴汗如水诸症。方以滋肾丸（黄柏、知母）滋肾益阴，升麻、柴胡、羌活升提清阳，龙胆草清热利湿，泽泻淡渗利湿，炙甘草益气和中以防诸药之苦寒败胃。诸药合用，共奏益阴清热、升阳利湿之功。

【医案举隅】

湿热蕴结不育案

侯某某，男，职工，27岁，1990年2月2日初诊。

夫妻同居2年未育，爱人妇科检查生殖系统正常。患者查精液常规3次均为1~2小时不液化，脓细胞10~15个/HP，精子畸形22%，既往有前列腺炎病史，常有腰酸，身困乏力，小便余沥不畅，舌质偏红，苔黄腻，脉濡数。

[诊断] 精液不液化，辨证属湿热型。

[治法] 清热化湿，调畅气机。

[处方] 升麻6g，柴胡15g，羌活9g，知母15g，黄柏15g，车前子15g，当归20g，胆草15g，萆薢15g，金银花30g，淫羊藿20g，甘草10g，水煎服，1日1剂。

连服20天，查精液常规：精液40分钟液化，脓细胞0~2个/HP，精液其他项目均正常。但仍有身困腰酸，再拟前方加川续断20g，继服20剂后，诸症消失。1个月后妊娠试验阳性，后来生一男孩。

蔡庆堂，蔡凯. 加减固真汤治疗精液不液化88例临床观察 [J]. 北京中医，1993（04）：27.

按语： 本案为下焦湿热之不育。治宜清热化湿，调畅气机，采用固真汤加减治疗。方中二妙散加龙胆草、羌活是治疗湿热蕴郁滞络的要药；草薢善治尿浊除湿；配升麻、柴胡能升清降浊；当归养血，知母、桑椹滋阴补肾；金银花、泽泻、车前子清热解毒利湿引火从小便而出；淫羊藿温阳化湿以防寒凉之过；丹参、当归养血活血；甘草调和诸药，全方共奏益肾清利湿热、调畅气机之功。

清魂汤（一名柴胡胜湿汤）

治两外肾冷，两髀阴汗，前阴痿，阴囊湿痒臊气。

柴胡　生甘草　酒黄柏以上各二钱　升麻　泽泻以上各一钱五分　当归梢　羌活　麻黄根　汉防己　草龙胆　茯苓以上各一钱　红花少许　五味子二十个

上剉如麻豆大，分作二服，水二盏，煎至一盏，去柤，食前稍热服。忌酒、湿面、房事。

【精解】本方主治湿热注于肝肾，阳气不宣所致的阴痿、阴汗等症。以龙胆草、汉防己、黄柏清热利湿，茯苓、泽泻淡渗利湿，羌活升发清阳，柴胡、升麻助羌活升阳以化湿邪，以五味子、生甘草酸甘化阴，配合当归、红花，滋阴养血和血，麻黄根性涩收敛以止两髀阴汗。

椒粉散

治前阴两丸湿痒痛，秋冬甚，夏月减。

肉桂二分　川椒　当归梢　猪苓以上各三分　蛇床子　黑狗脊以上各五分　麻黄根一钱　轻粉少许　红花少许　斑蝥两枚

上为末，干糁上，避风寒、冷湿处坐卧。

【精解】本方主治命门火衰，寒湿下注所致的前阴痒痛等症，方以肉桂、黑狗脊温补肾阳，以蛇床子苦燥祛湿，川椒辛温燥湿，猪苓淡渗利湿，当归梢、红花和血养血，轻粉、斑蝥攻毒止痒，麻黄根收敛止汗。

补肝汤

治前阴冰冷并阴汗，两脚痿弱无力。

黄芪七分　炙甘草五分　升麻　猪苓以上各四分　白茯苓　葛根　人参以上各三分　柴胡　羌活　陈皮　连翘　当归身　黄柏炒　泽泻　苍术　曲末　知母　防风以上各二分

上剉如麻豆大，都作一服，水二大盏，煎至一盏，去柤，空心稍热服。忌酒、湿面。

【精解】补肝汤主治脾虚湿邪下注、阳气不宣、下元亏虚所致的阴冷阴汗、两足痿弱。方以人参、黄芪、炙甘草益气健脾，配合当归身养血活血以资全身气血。陈皮、神曲理气消食，茯苓、泽泻、猪苓淡渗利湿，柴胡、升麻、防风、羌活、葛根升发阳气，黄柏、知母补益肾水以滋下元，配合苍术、连翘以清下焦之湿热。

温肾汤

治面色萎黄，身黄，脚痿弱无力，阴汗。

柴胡　麻黄根以上各六分　白茯苓　白术　酒黄柏　猪苓　升麻以上各一钱　苍术　防风以上各一钱五分　泽泻二钱

上分作二服，每服水二大盏，煎至一盏，去粗，食前稍热服，一时辰许方食。

【精解】本方主治湿邪蕴结所致的身黄、两足痿弱、阴汗等症。"黄家所得，从湿得之"，因湿邪留恋，故全身发黄。因湿邪困脾，气血运化乏源，故面色萎黄。湿邪下注，肝肾亏虚，则阴汗、两足痿弱。方以茯苓、泽泻、猪苓淡渗利湿，白术益气健脾以祛湿，防风、升麻、柴胡升阳以化湿，黄柏、苍术清肾间之湿热，麻黄根止阴汗。诸药合用，集辛温散湿、升阳化湿、淡渗利湿、健脾祛湿、苦寒燥湿于一方，则湿邪自除。

延胡丁香丸 （一名丁香疝气丸）

治脐下撮急疼痛，并周身皆急痛，小便频数，及五脉急，独肾脉按之不急，皆虚无力，名曰肾疝。

羌活三钱　当归　茴香以上各二钱　延胡索　麻黄根节　肉桂以上各一钱　丁香　木香　甘草　川乌头以上各五分　防己三分　蝎十三个

上为细末，酒煮面糊为丸，如鸡头大，每服五十丸，空心，盐白汤服。

【精解】延胡丁香丸主治肾阳虚兼寒湿阻滞经络所致的脐下疼痛、小便频数等症。方以羌活祛风散寒，胜湿止痛。川乌、肉桂温肾助阳散寒，茴香、丁香散寒止痛，延胡索、木香配合当归，理气活血止痛，防己利水以祛寒湿，全蝎祛风通络以止痛。以麻黄根收敛之性固腠理，防止升散太过。甘草益气和中、缓急止痛。诸药合用，共奏祛风胜湿、温阳散寒、调理气机、活血通络之功，则诸痛自除。

泻痢门

【提要】本部分主要阐述李东垣治疗便血、泄泻等肠道疾病的理论及方剂。在治疗便血时，李东垣十分重视和血养血、益气升阳法的使用，此外，根据病人的不同情况，或温阳散寒，或苦寒燥湿，或涩肠止泻。东垣治疗便溏时，注重祛除湿邪，或淡渗利湿，或升阳运湿，或健脾祛湿，或温阳化湿。

诃子皮散

癸卯冬，白枢判家一老汉，面尘脱色，神气特弱，病脱肛日久，服药未验，复下赤白脓痢，作里急后重，白多赤少，不任其苦，以求其治。曰：此非肉食膏粱，必多蔬食，或饮食不节，天气虽寒，衣盖犹薄，寒侵，形体不禁，而肠头脱下者，寒也。真气不禁，形质不收，乃血滑脱也。此乃寒滑，气泄不固，故形质下脱也。当以涩去其脱，而除其滑；以微酸之味，固气上收；以大热之剂，而除寒补阳；以补气之药，升阳益气。

御米壳[1]去蒂萼，蜜炒　橘皮以上各五分　干姜炮，六分　诃子煨，去核，七分

上为细末，都作一服，水二盏，煎至一盏，和柤，空心热服。

【注释】

[1] 御米壳：即罂粟壳，味酸性平，具有敛肺止咳、涩肠、定痛之效。

【精解】诃子皮散主治阳虚气失固摄所致的脱肛之证。所治患者脱肛日久，必气虚气陷，所下赤白脓痢，白多赤少，为虚寒之象。故方以诃子、御米壳涩肠止泻以救其急，以干姜温补中焦阳气以治其寒，橘皮温化湿邪。诸药合用，共奏涩肠止泻、温阳化湿之功。

升麻补胃汤

治宿有阳明血证，因五月间大热吃杏，肠澼下血，唧[1]远散漫如筛，腰沉沉然，腹中不痛，血色紫黑，病名湿毒肠澼，属阳明、少阳经血证也。

白芍药一钱五分　升麻　羌活　黄芪以上各一钱　生地黄　熟地黄　独活　牡丹皮　炙甘草　柴胡　防风以上各五分　当归身　葛根以上各三分　肉桂少许

上剉如麻豆大，分作二服，每服水二盏，煎至一盏，去柤，食前稍热服。

【注释】

[1] 唧：喷射。

【精解】升麻补胃汤主治湿毒邪气蕴结于肠道所致的便血。方以黄芪、炙甘草、升麻、柴胡、葛根益气升阳，同时引药入少阳、阳明，羌活、独活、防风疗肠间湿毒兼助升柴升阳，生地、熟地、归身、白芍滋阴养血，丹皮清血分之热，少量肉桂助温化水湿，增行药力。东垣治湿不独祛湿，本方体现其运用风药、益气升提药以升阳化湿的诊疗思路。同时，本案中，患者血色紫黑，提示内有瘀热，故方中加入滋阴养血、清热凉血之品。

升阳去热和血汤

治肠澼下血，另作一流，其血唧出有力而远射，四散如筛，春中血下行，腹中大作痛，乃阳明气冲热毒所作也。当升阳，去湿热，和血脉，是其治也。

橘皮二分　熟地黄　当归身　苍术　秦艽　肉桂以上各三分　生地黄　牡丹皮　生甘草以上各五分　升麻七分　熟甘草　黄芪以上各一钱　白芍药一钱五分

上㕮咀，都作一服，水四盏，煎至一盏，去粗，空心稍热服，立效。

【精解】升阳去热和血汤主治湿热结聚于肠腔所致的肠澼下血，方以秦艽辛润疏风，以熟地、生地、归身、白芍滋阴养血，肉桂温补阳气、鼓舞气血，助养血药调和血脉，黄芪、熟甘草甘温益气，升麻升阳，牡丹皮、生甘草凉血清热，橘皮、苍术健脾祛湿。诸药合用，共奏升阳气、去湿热、和血脉之功。

益智和中汤

治肠澼下血，或血色紫黑，腹中痛，腹皮恶寒，右手关脉弦，按之无力，而喜热物熨之，内寒明矣。

肉桂一分　桂枝四分　牡丹皮　柴胡　葛根　益智仁　半夏以上各五分　当归身　炙甘草　黄芪　升麻以上各一钱　白芍药一钱五分　干姜少许

上为粗末，都作一服，水三盏，煎至一盏，去粗，食后温服。

【精解】本方主治脾胃虚寒所致的肠澼下血。方以干姜、肉桂、益智仁温补脾肾阳气，桂枝温通经脉，半夏燥湿和胃，黄芪、炙甘草补气健脾，柴胡、葛根、升麻升提中焦阳气，白芍、当归、丹皮凉血活血以和血脉，散瘀热。诸药合用，共奏温中散寒、益气升阳、滋阴养血之功。

芍药柏皮丸

治湿热恶痢、血痢，频并窘痛，无问脓血，并皆治之。

芍药　黄柏以上各一两　当归　黄连以上各五钱

上为末，饭为丸，如鸡头大，每服五七十丸，食前米饮汤下，忌油腻、酒、湿面等物。

【精解】芍药柏皮丸主治湿热蕴结肠道，气血运行受阻导致的痢疾。方以苦寒之黄连、黄柏清热燥湿，当归、芍药养血和脉、缓急止痛。全方兼顾扶正与祛邪，气血通，湿热除，则痢疾自愈。

和中益胃汤

治太阴、阳明腹痛，大便常泄，若不泄，即秘而难见，在后传作湿热毒，下鲜红血，腹中微痛，胁下急缩，脉缓而洪弦，中之下得之，按之空虚。

苏木一分 藁本 益智仁以上各二分 熟地黄 炙甘草以上各三分 当归身四分 柴胡 升麻以上各五分

上㕮咀，都作一服，水二盏，煎至一盏，去粗，空心温服。

【精解】本方主治湿热蕴结肠道所致的大便常泄、津血亏虚之证。方以熟地、当归身、苏木养血活血，阴血足则内热自消，柴胡、升麻升提清阳，藁本疏风散邪，益智仁温补脾肾，炙甘草益气和中，调和诸药。

槐花散

治肠澼下血，湿毒下血。

川芎四分 槐花 陈皮 荆芥穗 熟地黄 白术以上各六分 当归身 升麻以上各一钱

上为细末，每服三钱，米饮汤调下，食前服。忌酒、湿面、生冷、硬物。

【精解】本方主治湿、热、风邪积于肠道，壅滞气血运行，郁而化热所致的便血。方以荆芥疏风散邪，槐花凉血止血，白术益气健脾，升麻升提清阳，熟地、当归、川芎养血活血，青皮疏肝破气、消积化滞以除肠道积滞，诸药合用，邪正兼顾，共奏益气升阳、养血祛风、消积化滞之功。

茯苓汤

治因伤冷饭，水泄一夜走十行，变作白痢，次日其痢赤白，腹中疞痛[1]，减食热躁，四肢沉困无力。

生黄芩三分 当归身四分 肉桂 炙甘草以上各五分 猪苓 茯苓以上各六分 泽泻一钱 芍药一钱五分 苍术 生姜 升麻 柴胡以上各二钱

上㕮咀如麻豆大，分作二服，每服水二盏，煎至一盏，去粗，稍热食前服之。

【注释】

[1] 疞（jiǎo 绞）痛：腹中绞痛。

【精解】本方主治内伤冷食，水湿不运所致的下痢。方以肉桂、生姜温运脾阳，猪苓、茯苓、泽泻淡渗利水，苍术化湿健脾，升麻、柴胡升提清阳。当归、芍药养血和血、缓急止痛，黄芩清热燥湿以泻血分之热。诸药相合，共奏温阳健脾、升阳止泻、利水渗湿、和血止痛之功。

黄芪补胃汤

治一日大便三四次，溏而不多，有时作泄，腹中鸣，小便黄。

黄芪 柴胡 当归身 益智 橘皮以上各三分 升麻六分 炙甘草二钱 红花少许

上㕮咀，都作一服，水二盏，煎至一盏，去柤，稍热食前服之。

【精解】黄芪补胃汤主治脾胃气虚，湿浊内生所致的便溏。方以黄芪、炙甘草补益中气，柴胡、升麻升提清阳，益智温补脾阳，橘皮燥湿健脾，当归身、红花养血活血，诸药相合，共奏益气升阳，温阳健脾，和血通脉之功。

升阳除湿汤

自下而上者，引而去之。

苍术一钱 柴胡 羌活 防风 升麻 神曲 泽泻 猪苓以上各五分 炙甘草 陈皮 麦蘖面以上各三分

上都作一服，水二盏，煎至一盏，去柤，空心服之。如胃寒肠鸣，加益智仁、半夏各五分，生姜三片，枣一枚，同煎。非肠鸣不得用。

【精解】升阳除湿汤主治阳气下陷，湿邪内生所致的泄泻，方以辛温之防风、羌活配伍升麻、柴胡升发阳气，以淡渗之泽泻、猪苓利水，使湿邪从小便而解，以苦燥之苍术、陈皮健脾燥湿，以麦蘖面、神曲消食导滞，防止内生痰湿，炙甘草调和诸药。

【医案举隅】

湿困脾阳，清阳不升之慢性肠炎案

黄某某，女，36岁，2011年5月12日初诊。半月来头晕，精神差，时觉短气，神疲倦怠，嗜睡，但睡眠差，大便不爽、日3次，无腹痛。舌淡胖、苔白腻。肠镜检查示：轻度直肠炎。

辨证属脾虚不运，湿困脾阳所致。拟用升阳除湿汤治疗。

［处方］黄芪、薏苡仁各30g，白芍、党参、怀山药各15g，苍术、白术、茯苓各12g，防风、泽泻、砂仁、木香10g。3剂，每日1剂，水煎服。

二诊：5月17日，自诉精神症状大有好转，食纳增加，大便每日2次，尚不成形。拟上方加山楂、神曲、麦芽。继服5剂。

三诊：3月23日，大便已基本成形，再以健脾益气补肾之剂善后。

汪世强．升阳除湿汤临床运用经验［J］．山西中医，2012，28（07）：4-5.

按语： 本案属脾虚不运，不能化湿而困脾阳之腹泻。脾气主升，"脾气散精"功能正常就能生化气血，转输津液，运化水湿。反之脾虚不运，清阳不升则水湿潴留，上扰清窍，碍脾运化。所以当以益气健脾，升阳除湿法治疗。用升阳除湿汤健脾升阳，运化水湿，则湿从小便而去也。

人参益胃汤

治头闷，劳动则微痛，不喜饮食，四肢怠堕，燥热短气，口不知味，腹鸣，大便微溏，身体昏闷，觉渴，不喜冷物。

黄芪 甘草 当归梢 益智以上各二分 人参 黄芩 柴胡 半夏 白术以上各三分 陈皮 升麻以上各五分 苍术一钱五分 红花少许

上都作一服，水二盏，煎至一盏，去楂，稍热食前服之。

【精解】人参益胃汤主治因中焦脾胃虚弱，元气不足所致诸症。方以黄芪、人参、白术益气健脾，升麻、柴胡升提清阳，红花、当归梢活血通脉，黄芩、半夏辛开苦降以除痞满，陈皮、苍术健脾燥湿，益智仁温阳健脾，甘草调和诸药。

升麻补胃汤

治因内伤，服牵牛、大黄食药，泄泻过多，腹中大痛。

甘草七分 升麻 柴胡 草豆蔻 黄芪以上各五分 半夏三分 当归身 干姜以上各二分 红花少许

上都作一服，水二盏，煎至一盏，去楂，稍热食远服之。

【精解】升麻补胃汤主治因过服泻药，损伤中焦阳气所致的腹痛。方以黄芪、升麻、柴胡补中益气，升提中焦阳气。干姜、半夏、草豆蔻温中化湿，红花、当归活血养血，甘草调和诸药。

疮疡门

【提要】本部分载李东垣治疗以瘰疬为主的疮疡方剂共十九个。所载处方中可以看出，其治疮重视疮疡的分布，倡导分经论治；重视补益气血，扶正固本；重视疮疡的外观、软硬程度等，依据症状灵活加减，连翘为治疮常用药，质硬者加昆布、京三棱、莪术，肿者加牛蒡子。此外，李东垣十分重视湿热邪气，疮疡缠绵难愈与湿热邪气密切相关，故方中常加苦寒燥湿、清热利水、健脾化湿之品，同时兼顾养阴，常加生地、知母等质润之品。

散肿溃坚汤

治马刀疮[1]，结硬如石，或在耳下，至缺盆中，或至肩上，或于胁下，皆手、足少阳经中。及瘰疬[2]遍于颏[3]，或至颊车，坚而不溃，在足阳明经中所出。或二证疮已破，流脓水，并皆治之。

黄芩八钱，酒洗，炒一半，生用一半　草龙胆酒洗，炒，各四遍　瓜蒌根刬碎，酒洗　黄柏酒制　酒知母　桔梗　昆布以上各五钱　柴胡四钱　炙甘草　京三棱酒洗　广茂酒洗，炒　连翘以上各三钱　葛根　白芍药　当归梢　黄连以上各二钱　升麻六分

上㕮咀，每服六钱，水二盏零八分，先浸多半日，煎至一盏，去粗，食后热服。

于卧处伸足在高处，头低垂，每含一口，作十次咽，服毕，依常安卧，取药在膈上停蓄故也。另攒半料作细末，炼蜜为丸，如绿豆大，每服百余丸，用此药汤留一口送下。或加海藻五钱，炒，亦妙。

【注释】

[1]马刀疮：发于颈腋部形似马刀之淋巴结结核继发感染。

[2]瘰疬（luǒ lì）：发生于颈部、腋下等处淋巴结之慢性感染疾。

[3]颏（kē）：下巴。

【精解】本方主治湿热瘀毒蕴结少阳、阳明经所致的疮疡。方以当归、白芍、炙甘草养血和血，莪术、荆三棱活血破瘀，昆布、连翘消肿散结，黄芩、龙胆草、黄连清热利湿，黄柏、知母滋肾养阴，桔梗、柴胡、升麻、葛根载药上行，瓜蒌根清热养阴。

【医案举隅】

一、阴茎痰核案

程某，男，48岁。1987年9月6日初诊。阴茎疼痛1年余。刻诊：阴茎根部上一约1cm×0.6cm的肿块，推之不移，勃起时该处可形成0.5cm左右的台阶，轻压无痛感，重按有胀痛感，阴茎有发热、发胀、酸楚难耐的感觉，勃起时牵掣胀痛，极为不适。口苦，舌苔薄黄，脉弦数有力。

西医诊断为阴茎硬结症。中医诊断为阴茎痰核。予散肿溃坚汤加减。

[处方]黄芩20g，知母、黄柏、龙胆草、天花粉、昆布、柴胡、连翘、甘草、三棱、莪术各15g，当归尾、杭白芍各10g，黄连6g，牛膝10g。日1剂，水煎分早晚2次温服。

所剩药渣继续加水煎后，待温度适宜时，浸泡阴茎30分钟左右。

二诊：服药30剂后阴茎肿物消之过半，热胀、酸楚难耐之感明显好转，

勃起时无牵掣胀痛感。依本方又服30剂后肿物全消恢复正常。

赵立峰，林宏益，曲锡萍. 散肿溃坚汤在男科的临床应用［J］. 河北中医，2008，30（12）：1308-1309.

按语： 本案为热毒蕴结之阴茎痰核，又称之为"玉茎疽"。本病发生责之于肝、脾、肾三脏，肝气郁滞可阻阴器而入厥阴之络；脾失健运，痰浊凝聚宗筋亦或封藏失司，瘀精败浊留滞亦可发病，郁瘀一久，便可化热。故予散肿溃坚汤，方中以黄芩、黄连等苦寒药清热解毒，又兼用连翘、昆布等散结消肿，以三棱、莪术等药溃坚化瘀以治其本，诸药同用，故而收效。

二、子痈案

马某，14岁。1996年6月8日初诊。

15日前挫伤阴囊，在某医院诊断为睾丸炎，经静脉滴注头孢10日，效果不显。刻诊：阴囊肿大下坠，皮温增高，皮色发红，睾丸肿胀约有鸡蛋大小，触之剧痛，时而呻吟，行动时少腹引痛，头昏乏力，不耐久立，溲赤不畅，脉弦，舌质红，苔黄腻而厚。

西医诊断为睾丸炎。中医诊断为子痈。予散肿溃坚汤加减。

［处方］黄芩、龙胆草、天花粉、昆布、金银花、连翘、败酱草各30g，黄柏、知母、当归尾、杭白芍各20g，柴胡、三棱、莪术各15g，黄连、甘草、牛膝各10g。共14剂，水煎服7剂，日1剂，水煎分早晚2次服；另7剂亦日1剂，水煎后药液放入冰箱中至5℃时取出，外洗阴囊，每日5~6次。

二诊：治疗2日后疼痛已止，睾丸开始消肿，7日后久立而少有坠感，睾丸恢复正常大小。又内服、外洗各7剂后痊愈。

赵立峰，林宏益，曲锡萍. 散肿溃坚汤在男科的临床应用［J］. 河北中医，2008，30（12）：1308-1309.

按语： 本病属中医学子痈范畴，由钝性挫伤所致，临床表现以一侧或双侧肾子（包括睾丸与附睾）急性肿痛拒按为特征。《外科证治全书·子痈》："肾子作痛下坠不能升，外观红色者，子痈也。或左或右故俗名偏坠。"治之及时可痊愈。本例迁延15日有余，湿热蕴毒较久瘀滞壅阻肾子部。治用散肿溃坚汤加减，黄芩、龙胆草、黄柏、知母、黄连清热化毒，天花粉、昆布、金银花、连翘、败酱草、三棱、莪术软坚散结，当归尾、杭白芍、柴胡、牛膝化瘀止痛，诸药同用，取效甚速。

升阳调经汤

治瘰疬绕颈，或至颊车，此皆出足阳明胃经中来。若疮深远，隐曲肉底，是足少阴肾经中来，乃戊脾传于癸肾，是夫传与妻，俱作块子坚硬，大小不等，并皆治之；或作丸亦可。

升麻八钱　葛根　草龙胆酒制　黄芩酒制　广茂酒洗，炒　京三棱酒洗，炒　炙甘草　黄连酒洗　连翘　桔梗以上各五钱　生黄芩四钱　当归梢　芍药以上各三钱　黄柏酒洗，二钱　知母酒洗，炒，一两

上秤一半作末，炼蜜为丸，如绿豆大，每服百余丸。一半作㕮咀，每服五钱；若能食，大便硬，可旋加至七八钱。水二盏，先浸半日，煎至一盏，去柤，临卧热服。足高去枕仰卧，嘁一口作十次咽之，留一口在后，送下丸药，服毕，其卧如常。

【精解】升阳调经汤以黄柏、知母滋肾养阴，清肾间湿热；龙胆草、生黄芩、黄连、连翘清热燥湿，消肿散结；京三棱、莪术、当归梢、芍药养血和血，破血散瘀；升麻、葛根、桔梗载药上行以达病所；炙甘草益气养血，调和诸药。

连翘散坚汤

治耳下或至缺盆，或肩上生疮，坚硬如石，动之无根，名曰马刀，从手、足少阳经中来也。或生两胁，或已流脓，作疮未破，并皆治之。

柴胡一两二钱　草龙胆酒洗四次　土瓜根[1]酒制，以上各一两　黄芩酒炒三次，七钱　当归梢　生黄芩　广茂　京三棱同广茂酒炒　连翘　芍药以上各五钱　炙甘草三钱　黄连酒炒二次　苍术以上各二钱

上秤一半为细末，炼蜜为丸，如绿豆大，每服百余丸。一半㕮咀，每服五钱，水二盏，先浸多半日，煎至一盏，去柤，临卧热服。去枕仰卧，每口作十次咽之；留一口，送下丸药，服毕，卧如常，更以后药涂之。

【注释】

[1]土瓜根：为葫芦科栝楼属植物王瓜的根，苦寒，有小毒，具有清热解毒、利尿消肿、散瘀止痛之效。

【精解】连翘散坚汤以当归梢、芍药、莪术、京三棱养血和血，破血散瘀，酒黄芩、柴胡引药入少阳，苍术、黄连、龙胆草清热燥湿，土瓜根、连翘解毒散结，炙甘草益气养血、调和诸药。

【医案举隅】

痄腮案

陈某，女，10岁。1999年2月6日来院诊治。自述左侧耳根部肿胀疼痛不适，耳心胀痛，张口不利，口苦咽干，2天后症状加重，伴纳差，小便黄少，大便几日一解。舌红赤，少津，苔薄，脉滑数。查患者患处肿胀明显，微硬，压痛，咽部红肿充血。

诊为痄腮。其证属湿热疫毒侵袭，塞遏少阳之证。治宜清热解毒，疏风，软坚散结为主。拟以连翘散坚汤原方加青蒿、芦根、竹根各15g服用，外敷拔毒散，3剂而愈。追访未复发。

谢文武. 连翘散坚汤治疗痄腮125例［J］. 四川中医，1999（11）：42.

按语：本案提及的痄腮，是时毒侵袭所致的一种头目红肿疾病，乃西医学称述的流行性腮腺炎。临床多见患者耳垂一侧或两侧漫肿，胀痛，张口不利，咀嚼不爽或发热恶寒，心烦作呕，舌红，苔薄黄或腻，脉浮数或滑数。故治疗应紧扣"疏、散"二字。以疏风清热解毒，软坚化痰消肿。方中又加青蒿、芦根，外敷拔毒散，更助清热、散结之功。

龙泉散

龙泉粉[1]炒　瓦粉[2]　广茂　京三棱酒洗，炒　昆布以上各五钱

上同为细末，煎熟水调涂之，用此药去疾尤速。

【注释】

［1］龙泉粉：磨刀石上的粉末，具有清热平肝的功效。

［2］瓦粉：为蚌科动物毛蚌、泥蚌或魁蚌的贝壳，具有消痰化瘀、软坚散结、制酸止痛的功效。

【精解】龙泉散主治痰、瘀、热互结之瘰疬。方以瓦粉、昆布软坚散结，京三棱、莪术破血消瘀，龙泉粉清热平肝。诸药合用，共奏清热、化痰、逐瘀之功。

救苦化坚汤

治瘰疬马刀挟瘿[1]，从耳下或耳后下颈至肩上，或入缺盆中，乃手、足少阳之经分。其瘰疬在颔下，或至颊车，乃足阳明之经分，受心脾之邪而作也。今将二证合而治之。

黄芪一钱，护皮毛实腠理虚及活血脉生血，亦疮家圣药也，又能补表，实元气之弱也　人参三分，补肺气之药也，如气短不调及喘者加之　炙甘草五分，能调中和诸药，泻火益胃气，亦能去疮邪　真漏芦　升麻各一钱　葛根五分，此三味俱足阳明本经药也　连翘一钱，此一味十二经疮中之药，不可无者，能散诸血结气聚，此疮家之神药也　牡丹皮三分，去肠胃中留滞宿血　当归身　生地黄　熟地黄各三分，此三味诸经中和血生血凉血药也　白芍药三分，如夏月倍之，其味酸，其气寒，能补中益肺之虚弱，治腹中痛必用之，冬寒则不可用　肉桂二分，大辛热能散结积。阴证疮疡须当少用之，此寒因热用之意。又为寒阴覆盖其疮，用大辛热以消浮冻之气，如有烦躁者去之　柴胡八分，功同连翘，如疮不在少阳经则去之　鼠黏子三分，无肿不用　羌活一钱　独活　防风各五分，此三味必关手足太阳证；脊痛项强，不可回视，腰似折，项似拔者是也。其防风一味辛温，若疮在

膈以上，虽无手足太阳经证，亦当用之，为能散结去上部风邪。病人身拘急[2]者，风也　昆布二分，其味大咸，若疮坚硬结硬者宜用，咸能软坚　京三棱煨，二分　广茂煨，三分，此二味若疮坚硬甚者用之，如不坚硬勿用　益智仁二分，如唾多者胃不和也，或病人吐沫吐食胃上寒者加之，无则去之　大麦蘗面一钱，治腹中缩急兼能消食补胃　神曲末炒黄色二分，为食不消化故也　黄连去须三分，以治烦闷　黄柏炒三分，如有热或腿脚无力加，如有躁烦欲去衣者，肾中伏火也，更宜加之，无此证勿用　厚朴三钱二分姜制，如腹胀者加之无则勿用

上为细末，汤浸蒸饼和丸，捻作饼子，日干，捣如米粒大，每服三钱白汤下。如气不顺加橘皮，甚者加木香少许，量病人虚实临时斟酌与之，无令药多妨其饮食，此治之大法也。

如止在阳明分为瘰疬者，去柴胡、黍黏子二味，余皆用之。

如在少阳分为马刀挟瘿者，去独活、漏芦、升麻、葛根，更加瞿麦穗三分。

如本人素气弱，其病势来时气盛而不短促者，不可考其平素，宜作气盛而从病变之权也，宜加黄芩、黄连、黄柏、知母、防己之类，神邪气在上、中、下三处，假令在上焦加黄芩，一半酒洗，一半生用；在中焦加黄连，一半酒洗，一半生用；在下焦则加酒制黄柏、知母、防己之类，选而用之。

如本人大便不通，而滋其邪盛者，加酒制大黄以利。

如血燥而大便燥干者，加桃仁、酒制大黄二味。

如风结燥不行者加麻仁、大黄。

如风涩而大便不行，加煨皂角仁、大黄、秦艽以利之。

如脉涩，觉身痒，气涩而大便不通者，加郁李仁、大黄以除气燥也。

如阴寒之病为寒结闭而大便不通，以《局方》中半硫丸或加煎附子、干姜，冰冷与之。大抵用药之法，不惟疮疡一说，诸疾病量人素气弱者，当去苦寒之药，多加人参、黄芪、甘草之类，泻火而先补其元气，余皆仿此。

【注释】

[1] 马刀挟瘿（yǐng）：即瘰疬。生于腋下形如长形贝壳的叫"马刀"；生于颈部的叫"挟瘿"。

[2] 拘急：肢体牵引不适，屈伸不利。

【精解】救苦化坚汤主治邪在少阳、阳明之瘰疬。方以黄芪、人参、炙甘草补脾益气，扶正托毒；当归、生地、熟地、白芍滋阴养血；牡丹皮清热凉

血，少佐肉桂以助散瘀滞；漏芦、升麻、葛根引药入阳明，柴胡引药入少阳；连翘清热散结，昆布、京三棱、莪术软坚散结、破血消瘀；牛蒡子消肿敛疮，《本草择要纲目》谓其"散诸肿疮疡之毒"；羌活、独活、防风祛太阳风邪；益智仁温肾暖脾；大麦蘖面、神曲消食导滞；黄柏清肾间湿热；厚朴下气除满，黄连清心泻火以除烦闷。诸药合用，共奏益气和血，破瘀消肿，清热散结，安胃和中之功。

柴胡连翘汤

治男子、妇人马刀疮。

中桂三分　当归梢一钱五分　鼠黏子二钱　炙甘草　酒黄柏　生地黄以上各三钱　柴胡　黄芩炒　酒知母　连翘以上各五钱　瞿麦穗六钱

上剉如麻豆大，每服五钱，水二大盏，煎至一盏，去柤，稍热食后服之。

【精解】柴胡连翘汤主治瘀热互结所致之瘰疬，方以柴胡、黄芩清少阳之热邪，知母、黄柏清相火、滋肾水，连翘、牛蒡子清热散结，当归、桂枝养血和血，瞿麦穗利水消瘀，炙甘草益气和中、调和诸药。

鼠黏子汤

治耳痛生疮。

昆布　苏木　生甘草　蒲黄　草龙胆以上各一分　鼠黏子　连翘　生地黄　当归梢　黄芩　炙甘草　黄连以上各二分　柴胡　黄芪以上各三分　桔梗三钱　桃仁三个　红花少许

上剉如麻豆大，都作一服，水二盏，煎至一盏，去柤，稍热食后服。忌寒药利大便。

【精解】本方主治湿热瘀滞所致的耳痛生疮。方以苏木、蒲黄、桃仁、红花、当归梢活血化瘀，黄连、黄芩、龙胆草清利湿热，黄芪、生地益气养阴、托毒敛疮，方中既加炙甘草，又有生甘草，旨在益气的同时无留热之弊，柴胡引药入少阳，鼠黏子、连翘、昆布清热散结，桔梗载药上行。

净液汤（一名连翘防风汤）

治皮肤痒，腋下疮，背上疮，耳聋耳鸣。

桂枝二分　连翘　生地黄　桔梗　升麻　甘草以上各五分　当归梢七分　麻黄　草豆蔻仁　羌活　防风　柴胡　苍术以上各一钱　酒黄芩一钱　红花少许

上剉如麻豆大，都作一服，水二盏，煎至一盏，去柤，食后热服。

【精解】净液汤主治湿热蕴结所致的疮痒、耳聋耳鸣等症。患者疮痒位于腋下及背部，兼有耳聋耳鸣，病变部位集中于太阳、少阳二经。故方以麻黄、桂枝、羌活、防风去太阳风邪，酒制黄芩、柴胡引药入少阳经，红花、当归梢活血化瘀，生地、连翘养阴清热，苍术、草豆蔻仁化湿健脾，桔梗、升麻载药上行以达病所，甘草益气和中、调和诸药。诸药合用，共奏祛风清热、活血化瘀、健脾除湿之功。

消肿汤

治马刀疮。

鼠黏子炒　黄连以上各五分　当归梢　甘草以上各一钱　瓜蒌根　黄芪以上各一钱五分　生黄芩　柴胡以上各二钱　连翘三钱　红花少许

上㕮咀，每服五钱，水二盏，煎至一盏，去粗，稍热食后服。忌酒、湿面。

【精解】消肿汤以黄芪、甘草益气托毒，栝蒌根清热化痰，鼠黏子、连翘清热散结，黄芩、柴胡引药入少阳，红花、当归活血化瘀，黄连清热燥湿。诸药合用，共奏益气托毒、散瘀清热、解毒散结之功。

内托羌活汤

治足太阳经中左右尺脉俱紧，按之无力，尻臀生痈，坚硬，肿痛大作。

肉桂三分　连翘　炙甘草　苍术　橘皮以上各五分　当归梢　防风　藁本以上各一钱　黄芪一钱五分　黄柏酒制　羌活以上各二钱

上㕮咀，都作一服，水二盏，酒一盏，煎至一盏，去粗，稍热空心服。以夹衣盖痛上，使药力行罢，去盖之衣。

【精解】内托黄芪汤主治邪中太阳，湿热乘肾所致的尻臀生痈。方以防风、藁本、羌活祛太阳风邪，黄柏清肾间湿热，黄芪益气托毒，苍术、橘皮健脾祛湿，当归梢、肉桂活血和脉，连翘清热散结，炙甘草益气和中、调和诸药。在用法中李东垣还强调"以夹衣盖痈上"，帮助发挥药力。

升麻托里汤

治妇人两乳间出黑头疮，疮顶陷下，作黑眼子，其脉弦洪，按之细小。

黄柏二分　肉桂三分　鼠黏子五分　黄芪　炙甘草　当归身以上各一钱　连翘　升麻　葛根以上各一钱五分

上㕮咀，都作一服，水一大盏，酒半盏，同煎至一盏，去粗，稍热食后服。

【精解】升麻托里汤主治气血亏虚所致的疮疡难愈。方以黄芪、当归益气养血以扶正托毒，升麻、葛根载药上行，既可助下陷之气升发，又使药力速达病所，鼠黏子、连翘解毒散结，黄柏清肾间湿热，肉桂鼓舞气血以助行药力。诸药合用，共奏益气养血、托毒敛疮之功。

内托黄芪汤

贾德茂小男，于左大腿近膝股内出附骨痈，不辨肉色，漫肿，皮泽木硬，疮势甚大。其左脚乃肝之牌上也，更在足厥阴肝经之分，少侵足太阴脾经之分。其脉左三部细而弦，按之洪缓微有力。此药主之。

生地黄一分　黄柏二分　肉桂三分　羌活五分　当归梢七分半　土瓜根[1]酒制　柴胡梢以上各一钱　连翘一钱三分　黄芪二钱

上㕮咀，都作一服，水二盏，酒一盏，煎至一盏，去柤，空心热服。

【注释】

[1] 土瓜根：为旋花科植物土瓜的块根，具有清肝利胆，润肺止咳之功。

【精解】内托黄芪汤主治气血亏虚，病在肝经之附骨痈。方以黄芪、当归益气养血，生地、黄柏滋肾养阴，羌活祛风除湿，肉桂鼓舞气血以助行药力，连翘、柴胡、土瓜根清肝泄热，解毒散结。

柴胡通经汤

治小儿项侧有疮，坚而不溃，名曰马刀疮。

柴胡　连翘　当归梢　生甘草　黄芩　鼠黏子　京三棱　桔梗以上各二分　黄连五分　红花少许

上剉如麻豆大，都作一服，水二大盏，煎至一盏，去柤，稍热食后服。忌苦药泄大便。

【精解】柴胡通经汤主治气血壅结、郁热内生所致的马刀疮。方以当归梢、京三棱、红花活血化瘀，连翘、鼠粘子清热散结，桔梗、柴胡引药上行以达头面，黄芩、黄连苦寒泻火以散郁热。生甘草清热解毒，益气和中。

白芷升麻汤

尹老家素贫寒，形志皆苦，于手阳明大肠经分出痈[1]，幼小有瘰疬，其臂外皆肿痛，先肿在阳明。左右寸脉皆短，中得之俱弦，按之洪缓有力。此痈得自八风之变，以脉断之，邪气在表。其证，大小便如故，饮食如常，腹中和，口知味，知不在里也；不恶风寒，只热躁，脉不浮，知不在表也。表里既和，邪气在经脉之中。《内经》云：凝于经络为疮痈。其痈出身半已上，故风从上受之，故知是八风之变为疮者也。故治其寒邪，调其经脉中血气，使无凝滞而已。

炙甘草一分　升麻　桔梗以上各五分　白芷七分　当归梢　生地黄

以上各一钱　生黄芩一钱五分　酒黄芩　连翘　黄芪以上各二钱　中桂少许　红花少许

上㕮咀，分作二服，酒、水各一大盏半，同煎至一盏，去粗，稍热，临卧服。一服而愈。

【注释】

[1] 痈（yōng）：气血为毒邪壅塞而不通。

【精解】白芷升麻汤主治外感风寒，血气凝滞于阳明经所致之臂痈。方以黄芪、炙甘草益气托毒，生地滋阴养血，红花、当归、桂枝温经活血，黄芩、连翘清热散结，升麻、白芷引药入阳明，配合桔梗，载药上行以达病所。诸药合用，共奏祛风散邪，活血散结，托毒疗痈之功。

保生救苦散

治火烧，或热油烙，及脱肌肉者。

生寒水石　大黄火煨　黄柏油烙，以上各等分

上为细末，用油调涂之，或干用此药涂之，其痛立止，日近完复，永无破伤风之患。

【精解】保生救苦散主治各种烧烫伤。方以生寒水石辛寒泻火，大黄凉血解毒，黄柏苦寒降火。

一上散

治诸般疥癣必效。

雄黄通明，手可破者　黑狗脊[1]　蛇床子炒　熟硫黄以上各五钱　寒水石六钱　斑蝥十三，去翅足，先研碎

上另研雄黄、硫黄、寒水石如粉，次入斑蝥、蛇床子、黑狗脊为细末，同研匀。先洗疥癣令汤透，去痂，油调手中擦热，以鼻中嗅三两次，擦上，可一上即愈。

如痛甚及肿满高起者，加寒水石一倍。如不苦痒，只加黑狗脊。如微痒，只加蛇床子。如疮中有虫，加雄黄。如喜火炙汤浴者，加硫黄。

【注释】

[1] 黑狗脊：凤尾蕨科，凤尾蕨属植物，味苦，性微寒，主治漆疮作痒。

【精解】一上散主治湿热毒邪所致的诸般疥癣。方以寒水石清热泻火，雄黄、蛇床子解毒燥湿，斑蝥攻毒蚀疮，硫黄、黑狗脊解毒疗疮。诸药合用，共奏清热除湿，解毒疗疮之功。

圣愈汤

治诸恶疮，血出多而心烦不安，不得睡眠，亡血故也，以此药主之。

生地黄　熟地黄　川芎　人参以上各三分　当归身　黄芪以上各五分

上㕮咀，如麻豆大，都作一服，水二大盏，煎至一盏，去粗，稍热无时服。

【精解】圣愈汤主治因疮疡久溃难愈，出血过多而致的心烦、失眠等症。方以黄芪、人参补益元气以助固血，取"有形之血不能速生，无形之气所当急固"之意，同时气能生血，补气可助生血，当归、生地、熟地、川芎滋阴养血，诸药合用，气血双补，则血虚诸症自除。

【医案举隅】

一、崩漏案

李某，女，35 岁，2004 年 4 月 17 日初诊。诉 2001 年以来月经周期过长，每次行经 15 日左右，淋漓不断。近一次月经已 5 日下血不止，经西医用止血药无效。故家人搀扶来诊，诊见面色萎黄，两目微开，脉沉细，舌质淡润。此为失血过多导致气血两虚，治之大补气血佐以收涩止血。

［处方］炙黄芪 15g，红参 6g，熟地 12g，川芎 4.5g，白芍 10g，棕榈炭 20g，血余炭 30g，地榆 15g，茜草根 15g，砂仁 6g。3 剂，水煎服。

二诊：4 月 20 日自行来诊，言服药 2 剂血已止，现唯觉头晕肢软，饮食尚可，二便正常，脉较有力，舌淡润苔薄白。继以补气益血。

［处方］炙黄芪 10g，太子参 20g，熟地 10g，当归 10g，杭芍 10g，川芎 4.5g，枸杞 10g，丹皮 6g，砂仁 3g。5 剂，水煎服。

2005 年 12 月随访半年，患者日渐面色红润，肌肉丰满几不能辨识且月经正常，崩漏再未复发。

陈立富. 圣愈汤妇科临床应用举隅［J］. 山东中医杂志，1990（06）：27–28.

按语：本例由失血而致气血两虚之崩漏，气虚则摄纳无权，使失血无以制止。治以补益气血，用圣愈汤化裁。因出血量多是患者主症，故用大量收涩止血的棕榈炭、血余炭、地榆炭、茜草根；恐滋腻药有碍脾胃，故用微量砂仁；失血之症川芎应禁用，但大量补益收涩剂中用微量行气活血的川芎，不仅无害且有相反相成之效。

二、恶露不下伴腹痛案

叶某某，女，26 岁。2013 年 3 月 18 日初诊。患者产后 1 周恶露排出甚少，色淡红，质清稀，小腹绵绵作痛有空坠感，喜按揉，小腹柔软，未及包块，面色苍白，头晕目眩，心悸失眠，纳可，便调。问诊得知产时失血较多。舌质淡、苔薄白，脉细弱。

[中医辨证] 气血两虚，治拟益气养血，缓急止痛，予圣愈汤加减。

[处方] 黄芪、党参、白术、白芍各12g，当归、丹参各20g，熟地黄、山药各15g，川芎、酸枣仁各10g，益母草、首乌藤各24g，炮姜、升麻各6g，陈皮5g。每日1剂，水煎服。

二诊：5剂后，患者恶露排出增多，色转红，小腹痛及空坠感减轻，仍感头晕目眩、神疲、心悸失眠。效不更方，予原方加阿胶珠（冲服）9g，远志10g。10剂。嘱注意保暖。药后，小腹空坠痛、心悸除，恶露已净，寐安，面色转红润。

鲁文珍. 圣愈汤治疗产后病验案举隅 [J]. 浙江中医杂志,2017,52（05）：381.

按语：本案属气血两虚之恶露不下，因产时耗气伤血，使气血俱虚，气虚运血无力，血行迟滞，血虚无血可下，治以圣愈汤化裁，方中黄芪、党参、白术、山药补气健脾，升麻益气举陷，当归、川芎、白芍、熟地黄养血和血；益母草、丹参、炮姜增强养血活血之功；首乌藤、酸枣仁宁心安神；陈皮行气调中，使党参、黄芪补气而不壅气。诸药合用使气血充盈，腹痛自除，恶露得下，病获痊愈。

独圣散

治汤烫破，火烧破，疮毒疼痛。

生白矾

上为细末，芝麻油调，扫疮破处，不拘时候。

【精解】独圣散以一味白矾收湿敛疮，治疗疮毒疼痛。《汤液本草》载白矾"气寒，味酸，无毒""主寒热泄泻，下痢白沃，阴蚀恶疮"。以芝麻油调，可助解毒生肌。

黄芪肉桂柴胡酒煎汤

治附骨痈[1]，坚硬漫肿，不辨肉色，行步作痛，按之大痛。

黄芪　当归梢以上各二钱　柴胡一钱五分　黍黏子炒　连翘　肉桂以上各一钱　升麻七分　炙甘草　黄柏以上各五分

上㕮咀，好糯酒一大盏半，水一大盏半，同煎至一大盏，去粗，空心温服，少时，便以早饭压之，不致大热上攻中上二焦也。

【注释】

[1] 附骨痈：指痈疽之发于骨关节者。

【精解】黄芪肉桂柴胡酒煎汤主治气血亏虚，寒湿内阻所致的附骨痈。方以黄芪、当归、炙甘草益气养血，托毒生肌，肉桂温肾助阳，连翘、黍黏子解毒散结，柴胡、升麻升提清阳以助水湿之运化，黄柏苦寒燥湿。诸药合用，共奏补益气血、助阳化湿之功。

杂病门

【提要】本部分诸药列载李东垣治疗杂病的方剂，共 15 个，涉及心烦、发热、肢体麻木等病变，治疗的过程也体现了李东垣益气升阳的思想。

安神丸

治心神烦乱，怔忡，兀兀欲吐，胸中气乱而热，有似懊憹之状，皆膈上血中伏火，蒸蒸然不安，宜用权衡法以镇阴火之浮越，以养上焦之元气。经云：热淫所胜，治以甘寒，以苦泻之。以黄连之苦寒去心烦，除湿热为君；以甘草、生地黄之甘寒，泻火补气，滋生阴血为臣；以当归补血不足；以朱砂纳浮溜之火而安神明也。

黄连一钱五分, 酒洗　朱砂一钱, 水飞　酒生地黄　酒当归身　炙甘草以上各五分

上件除朱砂水飞外，捣四味为细末，同和匀，汤浸饪饼为丸，如黍米大，每服十五丸，津唾咽下，食后。

【精解】安神丸主治阴血亏虚、心火上炎所致的心烦、欲吐诸症。方以生地、当归身滋阴养血，黄连苦寒泻火，朱砂镇纳浮溜之火，炙甘草益气和中。诸药合用，共奏滋阴养血、清心泻火之功。

朱砂安神丸

治心烦懊憹，心乱怔忡，上热，胸中气乱，心下痞闷，食入反出。

朱砂四钱　黄连五钱　生甘草二钱五分

上为末，汤浸饪饼为丸，如黍米大，每服十五丸，食后津唾咽下。

【精解】朱砂安神丸主治心火亢盛，热扰脾胃所致之心烦、怔忡、呕吐等症。方以朱砂清心泻火、重镇安神，黄连苦寒泻火，生甘草清热解毒、益气和中。三药合用，效专力宏，共奏清心泻火、安神和中之功。

【医案举隅】

心悸案

韩某某，男，57 岁。2011 年 6 月 2 日诊。心慌半年。患者有多年高血压病史，长期口服缬沙坦 80mg/d、硝苯地平控释片 30mg/d，血压控制尚可。半年来反复心慌、胸闷而收住他院。查三大常规、肝肾功能、血脂、血糖、甲状腺功能、肿瘤标志物，心脏彩超均未见异常。24h 动态心电图：窦性心动过缓，

室性期前收缩 5440 次，房性期前收缩 15 次，部分 ST-T 改变。心率 40~103 次 / 分钟，平均心率 57 次 / 分钟。加服盐酸曲美他嗪、血塞通，10 天后出院。患者自觉心慌未能缓解，转来我院门诊。刻下：心悸不宁，心烦少寐，或有胸闷，叹息为舒，口干口苦，舌红少苔，脉缓结代。

[辨证] 心火亢盛，灼伤阴血，心神不宁。

[治法] 清心泻火，滋阴宁心。选方：朱砂安神丸。

[处方] 黄连 5g，生地黄 15g，炒当归 10g，生甘草 6g，郁金 10g，丹参 15g，佛手片 10g，珍珠母 30g（先煎），生龙齿 30g（先煎），酸枣仁 20g，炙远志 10g，夜交藤 30g。7 剂。

服药后心悸减，心烦少寐、口干等症亦减，唯大便偏干，睡眠不实，加柏子仁 15g，改当归 10g 继服。前后调治月余而症状不显，嘱其择期行冠状动脉造影明确诊断。

陈建明，钱旻，孔俊虹. 朱砂安神丸验案 2 则 [J]. 江苏中医药，2012，44（07）：49-50.

按语：本案属中医"眩晕""心悸"范畴，辨证属于心火内扰，心神不宁证。治疗选用朱砂安神丸为基本方，重用黄连清心泻火，并在原方基础上加珍珠母、生龙齿以重镇宁心，更加丹参、酸枣仁、炙远志、夜交藤、柏子仁以养心安神，郁金、佛手片以疏理气机，服药后心悸、胸闷等症缓解。

补气汤

治皮肤间有麻木，乃肺气不行故也。

白芍药　橘皮不去白，以上各一两五钱　炙甘草　黄芪以上各一两　泽泻五钱

上咬咀，每服一两，水二盏，煎至一盏，去粗，温服。

【精解】补气汤主治气虚经络不通所致的皮肤麻木。方以黄芪、炙甘草益气以助通脉，白芍酸寒以养肝阴，气虚气滞易致湿阻，故以橘皮理气燥湿，泽泻渗利水湿。诸药合用，共奏益气养阴，利水祛湿之功，益气祛湿则经脉自通，养阴则诸筋得濡。

当归补血汤

治妇人肌热，燥热，目赤面红，烦渴引饮，昼夜不息。其脉洪大而虚，重按全无。《内经》曰：脉虚血虚，脉实血实。又云：血虚发热，证象白虎；惟脉不长实为辨也，若误服白虎汤必死。此病得之于饥困劳役。

黄芪一两　当归身二钱，酒制

上咬咀，都作一服，水二盏，煎至一盏，去粗，稍热空心服。

【精解】当归补血汤主治血虚所致的面红肌热诸症。方以当归滋阴养血，

黄芪五倍于当归，益气以助生血，取"有形之血不能速生，无形之气所当急固"之意。血虚所生之内热与实热在脉象上有所区别，故临床上应四诊合参，详加辨析。

【医案举隅】

持续低热案

郑某，男，77岁。2010年12月21日入院。左侧肢体活动不利3年余，嗜睡3天，诊断为脑梗死。入院时患者体温37.2℃，嗜睡，精神萎，肌热面红，烦渴欲饮，饮水呛咳，吞咽困难，营养差，纳差，四肢肌肉萎缩，昼夜睡眠节律颠倒，大便干结难解，舌质淡、苔白腻，脉洪大而虚，重按无力。家属诉患者近半年来因为饮水呛咳，吞咽困难而拒绝饮食，乃脑梗死后并发假性延髓性麻痹所致。入院第2天，患者体温达到38℃。急查血常规示：白细胞及中性粒细胞百分比均在正常范围，红细胞 2.10×10^{12}/L，血红蛋白67g/L。

家属诉患者昨日在入院途中受凉，感受风寒，因此考虑感冒发热，予以桂枝汤加减解表散寒，调和营卫。服用桂枝汤共20剂，患者一直持续低热，期间曾请呼吸科会诊，先后排除了肺部感染、结核、尿路感染等疾病，曾试探性使用过三线抗生素抗感染，但低热仍未缓解，一直未能明确患者持续低热的原因。鉴于患者贫血较重，曾予输入悬浮少白细胞红细胞3次治疗以纠正贫血。

翻阅中医古籍，患者症状表现及舌脉与李东垣所创当归补血汤之主治甚为相似。于2011年1月11日予以当归补血汤合四物汤加减以补气生血，甘温除热。

[处方] 黄芪40g，当归8g，熟地15g，白芍15g，川芎10g，鸡血藤20g，陈皮10g，甘草6g。7剂。水煎，早晚各1次。

1月17日患者低热退，体温恢复正常。后继续服用当归补血汤合四物汤10剂以巩固疗效，患者体温一直正常，低热未再发作。出院20天后随访，未再发热。

彭拥军，王和生，孙建华，等. 当归补血汤合四物汤治疗持续低热验案1则 [J]. 江苏中医药，2011，43（11）：50.

按语： 本案患者因脑梗死并发假性延髓性麻痹，而不能进食，气血生化乏源，阴液亏耗，阴不制阳，虚阳外越而引起发热。此即"血虚发热"，治用当归补血汤合四物汤加减，正是李东垣"甘温除热"治法在临床中的具体应用，治宜补气生血，使气旺血生，虚热自止。方中重用黄芪大补脾肺之气；配伍当归养血和营；并配合四物汤之熟地滋阴养血，白芍养血柔肝和营，川芎活血行气；鸡血藤补血活血；陈皮理气和胃；甘草调和诸药。如此则气旺血生，诸症自除。

柴胡升麻汤

治男子、妇人四肢发热，肌热，筋骨热，表热如火燎，以手扪之烙人。夫四肢者，属脾土也，热伏地中，此病多因血虚而得之。又有胃虚，过食冷物，郁遏阳气于脾土之中，此药主之。

升麻　葛根　独活　羌活　白芍药　人参以上各五钱　炙甘草　柴胡以上各三钱　防风二钱五分　生甘草二钱

上㕮咀，每服五钱，水二大盏，煎至一盏，去柤，热服。忌寒冷之物。

【精解】柴胡升麻汤主治元气亏虚，阴火上乘所致的发热，盖火与元气不两立，故方以人参补益元气，白芍酸寒养阴，柴胡、葛根、升麻升提清阳，羌活、独活、防风发散郁火，炙甘草配伍生甘草益气和中而不助热。全方益气升阳，养阴退阳，使元气得升，阴火得降。

火郁汤

治五心烦热，是火郁于地中。四肢者，脾土也，心火下陷于脾上之中，郁而不得伸，故经云：火郁则发之。

升麻　葛根　柴胡　白芍药以上各一两　防风　甘草以上各五钱

上㕮咀，每服五钱，水二大盏，入连须葱白三寸，煎至一盏，去柤，稍热，不拘时候服。

【精解】火郁汤主治热郁于内，阳气被遏所致的五心烦热。方以升麻、葛根、柴胡、防风、葱白升发清阳，白芍酸寒敛阴以清内热，甘草益气和中、调和诸药，全方养阴清热，发散郁热，散中有收，则烦热自除。

【医案举隅】

风寒感冒案

于某，男，40岁，1988年11月6日就诊。素体健壮，7日前因晚间行车，气温下降，归队后即感头痛发热，微恶风，咽干咳嗽，身痛乏力，胃中灼热，干呕脘闷，舌苔薄白带黄，舌尖红，脉象弦滑而数。服常规中西药物，并静脉输液3天，效果不显，体温仍波动在38~39.5℃之间。

脉证合参，诊得病为外感风寒，内有郁热，湿阻中焦，气机升降失调所致。

［处方］升麻15g，葛根12g，半夏10g，柴胡10g，赤芍15g，防风15g，杏仁10g，蝉蜕10g，羌活10g，丹皮20g，白花蛇舌草20g，竹叶10g，甘草6g，2剂，水煎2次混合分3次温服，服1剂后即觉上述症状明显减轻，继服1剂病痊愈。

尉明德. 火郁汤临床发挥［J］. 山东煤炭科技，1994（02）：67-68.

按：本案为外感风寒内兼湿热，治疗选用火郁汤，方中柴胡、葛根解肌发表透热，使邪有出路；升麻、葛根透发解毒；升麻、柴胡升清，调理中焦气机；升麻、赤芍清里解毒凉血，防风为血中润药，亦可发散和营。诸药两两配伍，相得益彰，再随症加味，以增其专门功能。使外证得解，里热得清，郁火得发，升降得调。

小黄丸

　　化痰涎，和胃气，除湿，治胸中不利。

　　黄芩一两　半夏汤浸，姜制　白术以上各五钱　陈皮　青皮去白　黄芪以上各三钱　泽泻二钱　干姜一钱五分

　　上为末，汤浸饦饼为丸，如绿豆大，每服五十丸，食远，温水下。

　　【精解】本方主治痰湿内阻所致的胸中不利。方以青皮、陈皮理气燥湿，泽泻渗利湿浊，黄芩、半夏、干姜辛开苦降，宣畅气机，半夏以姜汤炮制，既可解半夏之毒，又助温中和胃，白术、黄芪益气健脾，脾运则湿浊得化，全方理气化痰、益气健脾，则胃气得和，痰浊自除。

黄芩利膈丸

　　除胸中热，利膈上痰。

　　生黄芩　炒黄芩以上各一两　半夏　黄连　泽泻以上各五钱　南星　枳壳　陈皮以上各三钱　白术二钱　白矾五分

　　上为末，汤浸饦饼为丸，如梧桐子大，每服三五十丸，食远，温水下。忌酒、湿面。

　　【精解】黄芩利膈丸主治痰热内扰所致的胸中满热。方以半夏、黄连辛开苦降以利气机，枳壳、陈皮、泽泻理气燥湿，生黄芩配伍炒黄芩清肺热而不过于苦寒，天南星、白矾燥湿化痰，白术益气健脾兼燥湿。诸药合用，共奏清热化痰、理气燥湿之功。

补益肾肝丸

　　治目中流火，视物昏花，耳聋耳鸣，困倦乏力，寝汗恶风，行步不正，两足欹侧，卧而多惊，脚膝无力，腰以下消瘦。

　　柴胡　羌活　生地黄　苦参炒　防己炒，以上各五分　附子　肉桂以上各一钱　当归身三钱

　　上为细末，熟水为丸，如鸡头仁大，每服五十丸，食前温水下。

　　【精解】补益肾肝丸主治阳虚湿滞，清阳不升所致的上窍不通、脚膝无力诸症。肾中阳气为全身阳气之本，肾阳亏虚则津液不得温煦，水湿不运，春夏之令不行，故方以附子、肉桂温补肾阳，防己、苦参利水燥湿，柴胡、羌活升

提清阳，生地、当归养血滋阴。

太阳经嚏药

防风二分　羌活三分　红豆[1]二个

上为细末，鼻内搐[2]之。

【注释】

[1] 红豆：为豆科植物相思子的成熟种子。味辛苦，性平，有毒，清热解毒，祛痰，杀虫。

[2] 搐（chù）：本义为肌肉抽缩，此处指取嚏。

【精解】本方主治邪中太阳证，运用取嚏法以求速效。方以红豆涌吐祛痰，防风、羌活祛风散寒，三要合用，效专力宏，适用于身体不虚之人。

麻黄茱萸汤

治胸中痛，头痛，食减少，咽嗌不利，右寸脉弦急。

麻黄　羌活以上各五分　吴茱萸　黄芪　升麻以上各三分　黄芩　当归　黄柏　藁本以上各二分　川芎　蔓荆子　柴胡　苍术　黄连　半夏以上各一分　细辛少许　红花少许

上剉如麻豆大，都作一服，水二盏，煎至一盏，去粗，稍热服，食后。

【精解】麻黄茱萸汤主治素体脾虚，邪中太阳，痰湿、瘀血阻滞所致胸痛、头痛、纳食减少诸症。方以黄芪益气健脾，麻黄、羌活、藁本、细辛、蔓荆子升阳散邪，取"风能胜湿"之意，升麻、柴胡升阳，半夏、苍术健脾燥湿，川芎散头面风邪以止头痛，黄芩、黄连、黄柏苦寒燥湿，吴茱萸温阳散寒，红花、当归活血止痛。

黄芪汤

治表虚，恶风寒。

黄芪五钱　甘草三钱　香白芷二钱五分　藁本　升麻以上各二钱　草豆蔻　橘皮以上各一钱五分　麻黄　当归身以上各一钱　莲花青皮七分　柴胡六分　黄柏少许

上㕮咀，每服五钱，水二盏，煎至一盏，去粗，不拘时服。

【精解】黄芪汤主治素体气虚，外感风寒之证。方以黄芪益卫固表，麻黄、藁本发散太阳风寒，白芷祛风散寒，宣通鼻窍，当归身养血以扶正，升麻、柴胡升提清阳，青皮、陈皮、草豆蔻行气化湿，黄柏清肾间之湿热，甘草益气和中，调和诸药。全方益卫固表，发散风寒，健脾祛湿，则风寒湿邪自除，卫表得固。

除湿补气汤（一名清神补气汤）

治两腿麻木，沉重无力。多汗喜笑，口中涎下。身重如山，语声不出。右寸脉洪大。

升麻六钱　苍术四钱　酒黄柏　柴胡　黄芪以上各三钱　酒知母　藁本　生甘草　当归以上各二钱　五味子　陈皮以上各一钱五分

上㕮咀如麻豆大，每服五钱，水二盏，煎至一盏，去粗，空心服之，待少时，以早饭下之。

【精解】除湿补气汤主治气虚湿阻，下元亏虚所致诸症。方以黄芪益气健脾，黄柏、知母滋肾养阴兼清相火，藁本、升麻、柴胡升发清阳，陈皮、苍术健脾燥湿，五味子酸收敛阴，当归养血，生甘草益气清热，调和诸药。

参归汤

补气血俱不足。

黄芪七分　甘草　生地黄以上各五分　柴胡　草豆蔻仁　升麻以上各四分　当归身三分　熟地黄　人参以上各二分　益智仁少许　红花少许

上㕮咀如麻豆大，都作一服，水二盏，煎至一盏，去粗，食远服。

【精解】参归汤主治湿邪困脾，气血亏虚之证。方以黄芪、人参、甘草益气健脾，当归、生地、熟地、红花养血和血，草豆蔻理气化湿，升麻、柴胡升提清阳，益智仁温肾暖脾，湿邪去则脾健运，阳气升则春夏之令行。诸药合用，共奏温中健脾、升阳除湿、益气养血之功。

升阳汤

治阳跷痫疾[1]，足太阳经寒，恐则气下行，宜升阳气。

炙甘草五钱　麻黄不去根节　防风以上各八钱　羌活一两五钱

上㕮咀，每服五钱，水二盏，煎至一盏，去粗，稍热空心服之。

【注释】

[1] 痫疾：癫痫。

【精解】升阳汤主治邪中太阳所致的痫病，方以防风、羌活、麻黄发散太阳风寒，炙甘草益气和中、调和诸药。

自汗门

【提要】本部分主要论述李东垣治疗自汗、盗汗、肢体麻木、发热等症的相关方剂24首。李东垣治疗自汗多重视益气固表及祛湿，治疗盗汗多重视清相火、滋阴液，治疗肢体麻木多重视益气健脾，祛湿活血。其治疗发热多重视辨外感内伤，其中治内伤发热多重视辨邪气在气在血，在表在里，根据不同情况分而治之。书中还介绍了具有祛斑美白之效的美容方。

自汗论

或问湿之与汗，为阴乎，为阳乎？曰：西南坤土也，在人则为脾胃也。人之汗，犹天地之雨也。阴滋其湿，则为雾露，为雨也。阴湿下行，地之气也。汗多则亡阳，阳去则阴胜也，甚为寒中。湿胜则音声如从瓮中出，湿若中水也，相法家有说，土音如居深瓮里，言其壅也，远也，不出也，以明其湿审矣。又知此二者，亦为阴寒也。《内经》云：气虚则外寒，虽则热中，蒸蒸为汗，终传大寒。知始为热中，表虚亡阳，不任外寒，终传寒中，多成痹塞矣。色以候[1]天，脉以候地。形者，乃候地之阴阳也，故以脉气候之，皆有形无形之可见者也。

【注释】

[1]候：占验。

【精解】本段主要阐述出汗的生理与病理。文中言及湿与汗的关系时提到"人之汗，犹天地之雨也。阴滋其湿则为雾露，为雨也"，强调人体津液与阳气之充足保证了津液的正常运转，汗液的适度排出。由于各种原因引起的发热而导致过度出汗不仅丢失津液，甚至会引起气随津脱而出现亡阳。体内湿胜则阻遏阳气升发，使"音声如从瓮中出"。故在治疗中须调节水湿与阳气的关系，使汗液排出正常。

调卫汤

治湿胜自汗，补卫气虚弱，表虚不任风寒。

黄芪　麻黄根以上各一钱　羌活七分　生甘草　当归梢　生黄芩　半夏姜制，以上各五分　麦门冬　生地黄以上各三分　猪苓二分　苏木　红花以上各一分五味子七个

上剉如麻豆大，都作一服，水二盏，煎至一盏，去粗，稍热服。中风证必自汗，不得重发其汗。

【精解】调卫汤主治表虚感受风寒湿邪所致汗出。方以黄芪益卫固表，麻黄根收敛止汗，半夏辛温燥湿，生黄芩苦寒燥湿，猪苓淡渗利湿，五味子、麦门冬、生地养阴生津，以补亡失之津液，"治风先治血，血行风自灭"，故以红花、当归梢、苏木活血养血以息风，生甘草益气和中，调和诸药。

【医案举隅】

风湿寒性关节炎

张某，女，42岁，患者平素少气懒言倦卧，乏力，感受风寒后继出现四肢关节酸痛，下肢凉、怕冷，迁延不愈，反复1年，经针灸、口服消炎止痛药效果不明显，经常头昏、失眠、自汗、怕风，舌淡红胖大，边有齿痕，苔白腻，脉细弱。化验结果为：血沉12mm/h，类风湿因子、抗链球菌溶血素O、抗ccp、HLA-B27、ANA、抗ds-DNA、ENA均正常。

中医辨证为产后气虚湿盛中寒，患者气虚，卫气不固，受风或感受寒气后，痹阻脉络，治疗宜补气固卫散寒。应用调卫汤治疗，先服7剂，怕风、自汗、关节疼痛的临床症状有所减轻，再服7剂，关节疼痛、怕冷、头晕及其他症状消失，相关检查指标均正常，停药半年后未复发。

黄佳珉，周曙俊，周定华. 李东垣调卫汤治疗风湿寒性关节炎30例［J］.云南中医中药杂志，2014，35（09）：32-33.

按语：本案风湿寒性骨关节炎属痹病范畴，治疗选用调卫汤益气固卫散寒。方中用药以黄芪补气，当归梢、生地养血为主药，苏木、半夏理气，猪苓利湿，红花活血，麦冬、五味子养阴，黄芩清热，羌活祛风，麻黄根敛汗，甘草调和诸药。标本兼治，合为扶正祛邪之剂。

清燥汤

治六月七月间，湿令大行，子能令母实而热旺，湿热相合，必刑庚大肠，寒冷以救之。燥金受湿热之邪，绝寒水生化之源，源绝则肾亏，痿厥之病大作，腰以下痿软，瘫痪不能动，行步不正，两足欹侧，此药主之。

黄芪一钱五分　橘皮　白术　泽泻以上各五分　人参　白茯苓　升麻以上各三分　炙甘草　麦门冬　当归身　生地黄　神曲末　猪苓以上各二分　柴胡　酒黄柏　黄连　苍术以上各一分　五味子九个

上剉如麻豆大，每服五钱，水二盏，煎至一盏，去粗，空心热服。

【精解】清燥汤主治湿热痿厥，"治痿独取阳明"，故方以黄芪、人参、白术、炙甘草益气健脾，柴胡、升麻升提中气，神曲消食导滞，橘皮、苍术健脾燥湿，泽泻、茯苓、猪苓淡渗利湿，黄连、黄柏清热燥湿，当归身、麦门冬、生地滋阴养血，五味子酸收敛阴。全方以调理脾胃为主兼清湿热、养血脉，则痿厥自除。

【医案举隅】

多发性硬化案

患者甲，女，61岁，2个月前因感冒出现发热，头晕恶心，继之双下肢尤力,行走困难,饮水呛咳,当地医院诊断为"脑梗死",予对症治疗后未见明显好转。遂转至某省级医院,经头颅核磁及腰穿检查等结果诊断为"多发性硬化",予激素冲击后症状稍缓解。为进一步诊疗,前来就诊。初诊:患者神志清,精神差,情绪焦虑,反应迟钝,四肢无力,双下肢尤甚,饮水呛咳,言语不清,纳眠差,二便调。舌质暗红苔黄腻,脉沉细数。

中医以痿证论治,证属湿热壅肺,肝脾肾亏虚。

[处方]黄芪60g,党参30g,白术20g,陈皮12g,茯苓20g,柴胡15g,黄连10g,黄柏12g,麦冬20g,生地黄20g,当归20g,杜仲30g,牛膝30g,石菖蒲10g,桂枝15g,20剂。

二诊:诉服药后四肢无力较前好转,反应较前灵敏,言语较前清晰,效不更方,原方加黄芪至80g,菟丝子20g,30剂。

三诊:患者神志清,精神可,主动交流较前增多,对答切题,反应正常,四肢无力较前明显好转,行走基本正常,饮水偶有呛咳,言语稍欠清,纳眠可,二便调。守上方加黄芪至100g续服,诸症消失。

赵雪婷,王宝亮. 王宝亮运用清燥汤经验撷菁[J]. 中医临床研究,2018,10(30):11-13.

按语:本案提及的多发性硬化症,中医认为属湿热壅肺、肝脾肾亏虚之痿证。肺热则不能管摄一身,脾虚则四肢不为人用,而诸痿之病成也;肺主宣降,通调水道,湿热壅肺,而失其治节,故肢体纵缩成痿;脾主运化,脾虚则四肢痿软无力。系患者年高,肝肾亏虚,本已筋骨不荣,加之湿热阻滞于肺,则精不上承,出现反应迟钝,言语不清,饮水呛咳。予清燥救肺之剂,肺金之气得清,则周身之气调畅,故得痊愈。

当归六黄汤

治盗汗之圣药也。

当归　生地黄　熟地黄　黄柏　黄芩　黄连以上各等分　黄芪加一倍

上为粗末,每服五钱,水二盏,煎至一盏,食前服,小儿减半服之。

【精解】当归六黄汤主治湿热伤阴所致的盗汗。方以黄芩、黄连、黄柏清热燥湿,生地、熟地、当归滋阴养血,黄芪益卫固表以止汗。全方固表止汗以治其标,清利湿热、养血滋阴以治其本,则邪热得除,盗汗自止。

【医案举隅】

盗汗兼自汗案

罗某某,女,52岁。2020年5月30日就诊。患者诉10余天前受凉后出现畏寒,平素易汗出,此次受凉后汗出明显加重。症见:畏寒、全身汗出,以臀部到双膝部汗出尤甚。夜间入睡后时有燥热，以下半夜为主，燥热即醒，醒后汗出止，稍有心慌、气促，平素喉中不舒，遇寒热加重。自觉双足如坠冰窟。潮热汗出、口干、口苦，汗出后畏寒明显。稍头晕，夜寐易醒，眠 6.5 小时左右，凌晨 1~4 点间不定时惊醒，汗出，辗转约 1 小时后可再入睡。纳可，二便可。身形瘦弱，语声较低，面色白，少气懒言，双眼上眼睑稍下垂，追问患者，答自觉双眼上眼睑困重、上抬乏力。唇色淡，舌质红稍暗，苔白腻，舌下脉络迂曲，左脉弦，右脉沉细。

［中医辨证］气阴两虚证。

［治法］益气养阴，收敛止汗。予以桂枝汤合当归六黄汤加减。

［处方］黄芪 15g，桂枝 5g，白芍 10g，醋柴胡 15g，黄芩 10g，法半夏 10g，煅龙骨 15g，煅牡蛎 15g，炒酸枣仁 15g，百合 15g，熟地黄 15g，生地黄 15g，当归 10g，黄柏 10g，黄连 3g，糯稻根 15g，菟丝子 15g，干姜 3g，甘草 10g，大枣 6 枚，姜厚朴 10g，茯苓 10g。共 14 剂，水煎服，每日 2 次，分早晚温服。

二诊：2020 年 6 月 13 日，患者诉服药后畏寒、夜间汗出较前减少，仍易汗出，活动后及餐后汗出明显，全身汗出、乏力，双下肢仍畏寒明显，恶风、潮热、自汗、盗汗、口干苦。自觉双眼上眼睑仍困重、上抬乏力，程度较前稍有缓解，以晨起为重，午后可缓解。纳可，夜寐一般，二便可。面色稍白，唇色较淡，舌暗淡，苔白腻，右脉弦，左脉沉细涩。上方初见成效，继上方，改柴胡 10g，黄柏 5g。共 7 剂，水煎服，每日 2 次，分早晚温服。中药汤剂服毕后予以玉屏风散合六味地黄丸加减入夏秋滋补膏服用 1 个月。

三诊：2020 年 8 月 5 日，患者诉服前方后夜间汗出较前明显减少，全身乏力较前改善，受风、受寒后汗出增多。仍潮热、自汗，程度较前减轻，已无盗汗。晨起口干、口苦。晨起双眼睑时有乏力，持续时间及程度较初诊时明显改善，双上眼睑乏力至午间即明显缓解，纳尚可，近日眠欠佳，易惊醒，每晚睡 4~5 小时，二便尚可。观患者面色白较前改善，面色淡黄稍暗，言语清晰，语声洪亮，唇色淡红，形体未若初诊之时消瘦。舌稍红，苔白腻，脉沉细涩。

［中医辨证］气阴两虚证。方拟：桂枝汤合玉屏风散合当归六黄汤加减。

［处方］黄芪 25g，桂枝 5g，白芍 10g，醋柴胡 15g，黄芩 10g，法半夏 10g，煅龙骨 25g，煅牡蛎 25g，炒酸枣仁 25g，茯苓 15g，百合 15g，白术 10g，防风 10g，黄柏 10g，黄连 3g，熟地黄 15g，生地黄 15g，糯稻根 15g，菟丝子 15g，炮姜 5g，甘草 10g，大枣 6 枚，当归 10g，蜂房 5g。共 14 剂，水煎服，每日 2 次，分早晚温服。

随访患者已无盗汗，自汗控制良好，目前继续服药巩固。

按语： 本案患者为中年女性，形体偏瘦，素体虚弱，气血阴阳均不足，营阴不足，阴虚发热，逼迫津液外泄，故可见患者盗汗；素体虚弱，阴阳失调，阳气气化失常，兼之初诊时即外感风寒，腠理不密，津液外泄，故可见患者自汗。治疗以调和阴阳、补益气血为主，拟方桂枝汤为基础；结合当归六黄汤滋阴泻火，方用当归、生地黄、熟地黄滋阴养血，黄芩、黄连、黄柏清心除烦，壮水制火；加用玉屏风以增强益气固表、调和营卫之疗效，重用黄芪以固表止汗，白术健脾益气、防风祛风升阳，进一步加强固表止汗之功；并加用糯稻根固涩止汗以增强止汗之功效，煅龙骨、煅牡蛎、酸枣仁等养心安神之品宁心安神的同时使心液得藏，以求进一步加强敛汗之功效。

红豆散

治头重如山，此湿气在头也。

麻黄根炒，五钱　苦丁香[1]五分　羌活炒　连翘炒，以上各三分　红豆十个
上为细末，鼻内嗍之。

【注释】

[1] 苦丁香：为葫芦科植物甜瓜的干燥果柄，味苦，性寒，有毒，归脾胃经，吐风痰宿食，泻水湿停饮。

【精解】 红豆散主治湿邪为患所致的头部沉重。方以红豆苦平之品燥湿，同时理气活血以止头痛。苦丁香涌吐风痰；羌活发散风寒湿邪；麻黄根味甘，微苦，收湿敛汗；连翘清头面之热邪。全方苦燥配以辛温之品，使头面之湿邪得去，头重之症自除。

拟方可见兼顾滋阴养血、清心泻火、固表止汗，起到标本共治的作用。

活血通经汤

灵寿县董监军，癸卯冬大雪时，因事到真定，忽觉有风气暴至。诊候得六脉俱弦甚，按之洪实有力。其证手挛急，大便秘涩，面赤热，此风寒始至，加于身也。四肢者，脾也，以风寒之邪伤之，则搐急挛痹，乃风淫末疾，而寒在外也。《内经》曰：寒则筋挛，正谓此也。本人素饮酒，内有实热，乘于肠胃之间，故大便秘涩而面赤热。内则手、足阳明受邪，外则足太阴脾经受风寒之邪。用桂枝、甘草以却其寒邪，而缓其急搐。又以黄柏之苦寒滑，以泻实而润燥，急救肾水。用升麻、葛根以升阳气，行手、足阳明之经，不令遏绝。更以桂枝辛热，入手阳明之经为引用，润燥。复以芍药、甘草，专补脾气，使不受风寒之邪而退木邪专益肺金也。加人参以补元气，为之辅佐；加当归身去里急而和血润燥。此药主之。

芍药五分　升麻　葛根　人参　当归身　炙甘草以上各一钱　酒黄柏　桂枝以上各二钱

上剉如麻豆大，都作一服，水二大盏，煎至一盏，热服，不拘时。令暖房中近火，摩搓其手。

【精解】活血通经汤主治风寒外束，阳明燥热郁遏在里之证。患者"六脉俱弦甚，按之洪实有力"，可知体内气机阻滞，邪正交争之势正盛。其手挛急，为风寒外束之象，大便秘涩、面赤热，为热结阳明之象。方以桂枝疏风散寒，配伍芍药解肌和营，升麻、葛根升提清阳，同时引药入阳明以散阳明郁遏之火，人参、炙甘草补益脾气以扶土抑木，培土生金。当归身与芍药相配伍，养血润燥以养肝濡筋。酒黄柏清肾中相火以滋肾水，滋水涵木则筋挛得除。诸药合用，外散风寒邪气，内养阴血、升阳散火，则诸症自除。

泻荣汤

治疠风[1]，满面连颈极痒不任，眉毛脱落，先砭其处，令恶气消尽，后服此药。

连翘　升麻以上各六分　桔梗五分　生黄芩　生地黄以上各四分　黄芪　苏木[2]　黄连　地龙　全蝎　当归以上各三分　白豆蔻　人参以上各二分　甘草一分半　梧桐泪[3]一分　麝香少许　桃仁三个　虻虫去翅足，炒，三个　水蛭三个，炒令烟尽

上剉如麻豆大，除连翘、梧桐泪、白豆蔻另为细末，麝香、虻虫、水蛭三味同为细末，都作一服，水二盏，酒一盏，入连翘煎至一盏，去粗，再入白豆蔻二味，并麝香等，再煎至七分，稍热，早饭后午前服之。忌酒、湿面、生冷、硬物。

【注释】

[1]疠风：又名大麻风、疠、大风，即今称之麻风病。主症见皮肤溃烂，鼻柱腐败，骨节重痛，须眉坠落。病由感受风邪，客于经脉，致营气郁热，气血不清。

[2]苏木：为豆科植物苏木的心材。味甘、咸，性平，具有活血祛瘀、消肿定痛之效。

[3]梧桐泪：为杨柳科植物胡杨的树脂流入土中，经多年后形成的块状物。味苦咸，性寒，具有清热解毒、化痰软坚之效。

【精解】泻荣汤主治风热瘀毒上攻头面所致的面痒、眉脱等症。方以黄连、黄芩、连翘配伍升麻、桔梗，清热解毒，解头面之热毒，煎药过程中还加入酒助药力上行头面，苏木、梧桐泪、当归、麝香、桃仁、虻虫、水蛭破血散

瘀，生地凉血养阴，血行则风自灭，全蝎、地龙祛风通络，散头面之风邪，黄芪、人参、甘草健脾益气，补益元气，火与元气不两立，一胜则一负，元气充足则火热自降，白豆蔻健脾化湿以助脾运，脾胃健运则谷气上达，荣养头面。诸药合用，共奏凉血散瘀、祛风通络、益气健脾之功。全方提到"先砭其处，令恶气消尽，后服此药"，体现了重视针药并施以祛邪。

人参益气汤

治两手指麻木，四肢困倦，怠惰嗜卧，乃热伤元气也。

黄芪八钱　生甘草　人参以上各五钱　白芍药三钱　柴胡二钱五分　炙甘草　升麻以上各二钱　五味子一百四十个

上咬咀，分作四服，每服水二盏，煎至一盏，去粗，稍热，食远服。

【精解】人参益气汤主治元气亏虚，虚火内乘所致的手指麻木、四肢困倦等症。方以黄芪、人参补益元气，升麻、柴胡升提所补之气，五味子、白芍酸收敛阴以潜降阴火，生甘草与炙甘草连用益气而无留热之弊。全方气阴双补，则气虚火扰自除。

【医案举隅】

瘛疭案

孟某，女，67岁。1986年8月12日就诊。主诉左侧肢体伸缩交替，抽动不已2天。追问病史，既往健康。2天前在菜园中劳动，暴晒后左侧肢体伸缩交替，抽动不已，苦不欲生。家人无奈，用木板、麻绳将左侧肢体捆绑固定，以求稍安。视患者身自汗出，头晕、乏力。查舌淡红，苔薄白，脉浮而虚。

中医辨证为暑热伤及气阴，气随汗泄，筋脉失养。法当益气敛阴以柔筋。方用东垣人参益气汤。

[处方]人参25g，黄芪50g，白芍20g，五味子30g，柴胡10g，升麻10g，炙甘草15g，2剂，水煎服，1日3次。

1剂尽，该患者手足交替伸缩之状止，家人为其松绑，视其手足稍抽动，病人精神大振。2剂服完，诸症皆失，痊愈。随访至今未见复发。

耿来军.人参益气汤治疗瘛疭一则[J].长春中医药大学学报，1992，8（01）：42.

按语：本案瘛疭之症属于热伤气阴，筋脉失养。治以东垣人参益气汤，取"柔则养筋"之义，以人参、黄芪补气，五味子、白芍、炙甘草敛阴，升麻、柴胡升举清阳，共奏益气敛阴柔筋之功。

导气汤

治两腿麻木沉重。

黄芪八钱　甘草六钱　青皮四钱　升麻　柴胡　当归梢　泽泻以上各二钱　橘皮一钱　红花半钱　五味子一百二十个

上㕮咀，分作四服，每服水二大盏，煎至一盏，去柤，食前热服。

【精解】导气汤主治气虚而致津血运行无力，出现双腿麻木沉重等症为表现的血瘀湿阻之证。方以黄芪、甘草益气以助行血行津，升麻、柴胡助所补之气上升以助行春夏之令，五味子益气生津以养阴，红花、当归梢活血化瘀以通经脉，青皮、橘皮、泽泻行气化湿，诸药合用，共奏益气通脉，化瘀利湿之功。

补中汤

治面黄，汗多，目赤，四肢沉重，减食，腹中时时痛，咳嗽，两手寸脉短，右手脉弦细兼涩，关脉虚。

升麻　柴胡　当归以上各二分　神曲三分，炒　泽泻四分　大麦蘖面　苍术以上各五分　黄芪二钱五分　炙甘草八分　红花少许　五味子二十个

上㕮咀，分作二服，水二盏，煎至一盏，去柤，食远服。

【精解】补中汤主治因脾胃气虚而致血虚阴火上乘、食积湿阻、卫表不固，出现面黄、汗多、四肢沉重等症。方以黄芪、炙甘草益气健脾，升麻、柴胡生发清阳以助运化水湿，红花、当归养血活血，神曲、大麦蘖曲消食导滞，苍术、泽泻祛湿以助脾健运，五味子益气生津以养元气。诸药合用，共奏益气健脾、养血和脉、消食除湿之功。

麻黄苍术汤

治秋冬每夜五更嗽，连声不绝，乃至天晓，日高方缓。口苦，两胁下痛，心下痞闷，卧而多惊。筋挛，肢节疼痛。痰唾涎沫，日晚神昏呵欠，不进饮食。

麻黄八钱　苍术五钱　黄芪一钱五分　草豆蔻六分　柴胡　羌活以上各五分　生甘草　当归梢　防风以上各四分　炙甘草　黄芩以上各三分　五味子九个

上㕮咀，分作二服，水二盏，煎至一盏，稍热临卧服。

【精解】麻黄苍术汤主治肺脾本虚兼外感风寒，湿热内蕴于肺所致的咳嗽，方以麻黄外祛风寒，内止喘咳，防风、羌活、柴胡助麻黄散风寒邪气，黄芪、五味子补益肺气，敛肺止咳，黄芩清肺热，生甘草、炙甘草益气和中而不助热，苍术、草豆蔻燥湿化痰，当归梢活血养血。诸药合用，共奏祛风散寒、化痰止咳、益气养血之功。

【医案举隅】

寒湿咳嗽案

李某某，女，40岁。以"咽痛，哑后咳嗽10天"为主诉，症见：喉痒，咳遇冷气重，咳嗽夜甚，卧亦咳，平素易咽痛，口腔溃疡2~3次/年，痔疮病史，口气重；舌白微腻，脉紧。

［西医诊断］支气管炎。

［中医诊断］咳嗽（风寒袭肺）。

［治法］散寒祛湿、调节肝脾。

［处方］清半夏24g，黄芩10g，黄连3g，干姜12g，款冬花10g，柴胡20g，麻黄10g，甘草15g，当归15g，赤小豆30g，荆芥、防风各10g。5剂，每天1剂，水煎服。

二诊：初服用1~2剂效，后因进商场时，门口风幕机吹汗身而咳夜甚，身痛不适，汗出，调整如下。

［处方］麻黄18g，苍术12g，当归10g，黄芪60g，柴胡18g，黄芩10g，草豆蔻6g，羌活6g，防风10g，五味子12g，炙、生甘草各6g，清半夏24g，赤小豆40g，黄连3g，干姜9g。3剂，每日1剂，水煎服。

三诊：微咳，夜咳减，仍有汗出。守方3剂，咳愈。嘱避风寒，饮食宜易消化之面蔬，不宜生冷瓜果及甜腻之品，不宜劳累。

李薇薇，刘磊，刘先洋，等. 张国海运用麻黄苍术汤"肝脾同调"治疗寒湿型咳嗽经验［J］. 世界中西医结合杂志，2020，15（12）：2224-2226，2328.

按语：本案为夏月感触风寒之邪后咳嗽，且寒湿多相裹挟，脾失运化，肝木妄行，故首诊以半夏泻心汤加麻黄、荆芥、防风、柴胡以祛风散寒、健脾理气，加款冬花以止咳，加当归赤小豆汤以祛湿健脾活血。服药1~2剂后效，但因汗出当风，症状反复，添身痛为邪客肢节经络，拘紧不利，汗出为营卫失和，卫表不固，病机总为外感风寒，素体脾虚有湿，故处以麻黄苍术汤外以麻黄解太阳表，内加苍术温中祛湿，以草豆蔻温中散寒，黄芪、炙甘草甘温补中，合用则能温散寒湿，大剂黄芪尚有补肺敛汗功效，伍柴胡、防风、羌活等风药以斡旋气机、升清降浊，祛风除湿；五味子敛肺止咳，半夏、黄连、黄芩、干姜、甘草有泻心汤之意，有平调热、调理肝脾、理气祛湿之用。另生、炙甘草同用，又兼黄芪、豆蔻，泻心并补脾。全方共奏外散风寒、内调肝脾之效，3剂症缓，继守方应用而愈。

上清汤

清利头目，宽快胸膈。

人参　蔓荆子以上各五分　防风一钱　葛根一钱五分　黄芪三钱　甘草四钱

上咬咀，分作二服，水二盏，煎至一盏，去粗，临卧热服，以夹衣盖覆，不语须臾，汗出为效。

【精解】上清汤主治因元气亏虚所致的头面诸窍失养之证。方以黄芪、人参、甘草补益元气，蔓荆子清利头目，防风、葛根生发阳气以使药力上达头面。全方益气升阳，则头面诸窍得养。

术桂汤（一名麻黄苍术汤）

治寒湿所客，身体沉重，胃脘痛，面色萎黄。

苍术二钱　麻黄　炒神曲　橘皮　白茯苓　泽泻以上各一钱　桂枝　半夏　草豆蔻仁　猪苓以上各五分　黄芪三分　炙甘草二分　杏仁十个

上都作一服，水二盏，生姜五片，煎至一盏，去粗，食前热服。

【精解】术桂汤主治寒湿阻络所致的身体沉重、胃脘疼痛等症。方以麻黄、桂枝祛风散寒除湿，杏仁肃降肺气，神曲消食导滞，苍术、半夏、橘皮、草豆蔻健脾化湿，茯苓、泽泻、猪苓淡渗利湿，黄芪、炙甘草益气健脾以扶正，全方邪正兼顾，以祛邪为主，则寒湿阻络诸症自除。

正气汤

治盗汗。

炒黄柏　炒知母以上各一钱五分　炙甘草五分

【精解】正气汤主治肾阴亏虚，相火妄动所致之盗汗。方以黄柏清肾间相火，知母滋阴降火，炙甘草益气和中以扶助正气、调和药性。

趁痛丸

治打扑闪损，腰痛不可忍。

白莴苣子[1]一两，炒黄　乳香　没药以上各一钱　白粟米一抄，炒黄　乌梅一个

上为细末，炼蜜为丸，如弹子大，每服一丸，细嚼，温酒空心下。

【注释】

[1]白莴苣子：菊科莴苣属植物莴苣的果实，味辛苦，性微温，具有通乳汁，利小便、活血行瘀之效。

【精解】趁痛丸主治瘀血阻滞经络所致的腰痛，乳香、没药行气活血以止腰痛，白莴苣子助乳香、没药活血止痛，乌梅味酸入肝以养筋，白粟米和中益肾，盖腰为肾之府，府坏则肾亦失养，全方行气活血，柔筋益肾，则腰痛自除。

退热汤

治表中虚热，或遇夜则甚。

黄芪一钱　柴胡七分　生甘草　黄连酒制　黄芩　芍药　地骨皮　生地黄去血热　苍术以上各五分　当归身　升麻以上各三分

上㕮咀，作一服，水二盏，煎至一盏，去粗，食远温服。如身体力困者，加麦门冬、五味子以上各五分，人参、甘草以上各一钱。

【精解】退热汤主治气血亏虚所致的发热，方以黄芪、生甘草益气清热，柴胡、升麻升提所补之气，当归身、芍药、生地滋阴养血，地骨皮退骨蒸、除虚热，黄芩、黄连、苍术清热燥湿。若身体乏力尤甚者，可加麦门冬、五味子、人参、甘草以益气养阴。

解表升麻汤

治遍身壮热，骨节疼痛。

升麻　羌活　苍术以上各一钱　防风八分　柴胡　甘草以上各七分　当归　藁本以上各五分　橘皮三分　冬加麻黄不去节，春加麻黄去节

上㕮咀，都作一服，水二盏，煎至一盏，去粗，温服。后以葱醋汤发之，得微汗为效。

【精解】解表升麻汤主治外感风寒湿邪所致的发热，方以麻黄、防风、羌活、藁本疏风除湿，散寒解表，柴胡、升麻升阳除湿，橘皮、苍术健脾燥湿，当归、甘草益气养血以扶正。

天麻黄芪汤

治表有风证，因连日醉饮，其证复来，右口角并眼颇有侧视，及左手、左脚腿麻木疼痛。

天麻　芍药　神曲炒　羌活肢节不痛去之　茯苓以上各三分　人参　黄连以上各四分　当归五分　黄芪　甘草　升麻　葛根　黄柏　苍术以上各六分　泽泻七分　柴胡九分

上㕮咀，作一服，水三盏，煎至一盏，去粗，食远温服。或加猪苓六分。

【精解】天麻黄芪汤主治风湿热邪结聚阻滞经络所致的偏身麻木。患者素有风证，后因过量饮酒导致湿热蕴结，风湿热邪结聚经络，出现口眼歪斜，偏瘫诸症。方以天麻祛风平肝以息内风，芍药养阴柔肝以助息风，羌活发散风寒湿邪以祛外风，黄柏、苍术清下焦之湿热，黄芪、人参、当归、甘草益气养血以通络，柴胡、升麻、葛根升提清阳以除湿，茯苓、泽泻淡渗利湿，黄连苦寒燥湿，神曲消酒食之积滞。诸药合用，祛风散寒，清热除湿，益气养血，则经

络得通，诸症自除。

健步丸

治膝中无力，伸而不得屈，屈而不能伸，腰背腿脚沉重，行步艰难。

防己酒洗，一两　羌活　柴胡　滑石炒　炙甘草　瓜蒌根酒洗，以上各五钱　泽泻　防风以上各三钱　苦参酒洗　川乌以上各一钱　肉桂五分

上为细末，酒糊为丸，如梧桐子大，每服七十丸，煎愈风汤下，空心服。

【精解】健步丸主治湿邪阻滞经络所致的膝中无力。方以防己利水以驱逐湿邪，防风、羌活祛风除湿，栝楼根化痰除湿，川乌、肉桂温阳散寒除湿，柴胡升提阳气以助湿邪运化，苦参苦寒燥湿，滑石清热利湿，泽泻淡渗利湿，炙甘草益气和中，调和诸药。诸药合用，集利水、苦燥、温阳、祛风之品于一方，则祛湿之力尤著。

白术除湿汤

治午后发热，背恶风，四肢沉困，小便或多或少，黄色。此药又治汗后发热。

白术一两　生地黄炒　地骨皮　泽泻　知母以上各七钱　赤茯苓　人参　炙甘草　柴胡以上各五钱

上为粗末，每服五钱，水二盏，煎至一盏，去粗，食远温服。如小便快利，减茯苓、泽泻一半。如有刺痛，一料药中加当归身酒洗，七钱。

【精解】白术除湿汤主治因脾胃虚弱、湿气内盛而致气血亏虚，热伏阴分出现的发热。方以四君子汤（人参、白术、茯苓、炙甘草）益气健脾，柴胡升提清阳，知母、生地甘润滋阴，清泻相火，地骨皮泻血中之虚热，配合赤茯苓，可散血中瘀热，泽泻利水以除湿。诸药合用，共奏益气健脾、利水渗湿、养阴清热之功。

加味四君子汤

治久疟，热多寒少不止。

白术　白茯苓　人参　甘草　柴胡　薄荷叶　黄芩以上各等分

上吹咀，每服五钱，水二盏，生姜三片，枣一枚，煎至一盏，去粗，不拘时候服。

【精解】加味四君子汤主治脾胃气虚，邪气留恋而导致的久疟不愈。方以四君子汤（人参、白术、茯苓、甘草）益气健脾，柴胡、黄芩清少阳之热邪，薄荷辛凉解表，使少阳之邪由表而解，全方邪正兼顾，共奏益气扶正，散邪除热之功。

泻血汤

治发热昼少而夜多，太阳经中尤甚。昼病则在气，夜病则在血，是足太阳膀胱血中浮热，微有气也。既病人大小便如常，知邪气不在脏腑，是无里证也；外无恶寒，知邪气不在表也。有时而发，有时而止，知邪气不在表不在里，知在经络也。夜发多而昼发少，是邪气下陷之深也。此杂证，当从热入血室而论之。

生地黄酒洗　熟地黄　蒲黄　丹参酒炒　当归酒洗，去土　汉防己酒洗，炒　柴胡去芦　甘草梢炙　羌活以上各一两　桃仁去皮，三钱，汤浸

上为粗末，每服五钱，水一盏半，煎至一盏，去粗，空心温服。

【精解】泻血汤主治足太阳膀胱经血中浮热所致的发热，方以防己、羌活引药入太阳经，柴胡引下陷之邪气发散于外，生地、熟地滋阴养血，丹参、当归、桃仁活血通经、凉血祛瘀，以散血分热邪，甘草梢清热解毒，利尿通淋，导热邪从小便而解。全方散太阳经中血分之浮热，导下陷之邪外出，则热邪自除。

洗面药

治面有黯皯，或生疮，或生痤痱[1]及粉刺之类。并去皮肤燥痒，去垢腻，润泽肌肤。

皂角三斤，去皮弦子，另捣　好升麻八两　楮实子五两　白及一两，细剉　甘松七钱　缩砂连皮　白丁香[2]腊月收　三柰子[3]以上各五分　绿豆八合，拣净另捣糯米一升二合

上为细末，用之如常。

【注释】

[1] 痤痱：热疖和痱疮。

[2] 白丁香：味苦，性温，消积，明目，外用可治疗痈疽、疮疖、疥癣等皮肤病。

[3] 三柰子：味辛，性温，行气温中，消食，止痛。

【精解】洗面药主治湿热蕴结中焦所致的面部痤疮、粉刺，方以缩砂仁化湿和胃，三柰子、甘松温中行气，绿豆清热解毒，楮实子清泻肝火，白及润肤疗疮，皂角祛除风邪，同时可作为表面活性剂起到洁面的作用，糯米甘温益气，同时可黏合诸药，白丁香疗皮肤之疥癣，升麻载药上行以达头面。

莹肌如玉散

白丁香　白及　白牵牛　白蔹以上各一两　白芷七钱　当归梢　白蒺藜　升麻以上各五钱　白茯苓　楮实子以上各三钱　麻黄去节，二钱　白附

子　连翘以上各一钱五分　小椒一钱

【精解】莹肌如玉散主治风结血燥所致的面黑发斑，肤色晦暗。方以麻黄、川椒疏风散邪，当归梢活血消斑，以七白膏（白及、白蔹、白芷、白附子、白茯苓、白术、细辛）去白术、细辛，加白丁香、白牵牛、白蒺藜美白祛斑，连翘、楮实子清热解毒。诸药合用，共奏疏风清热，活血祛斑之效。

面油摩风膏

麻黄　升麻去黑皮　防风以上各二钱　羌活去皮　当归身　白及　白檀[1]以上各一钱

上用小油半斤，以银器中熬，绵包定前药，于油中熬之得所，澄净去租，入黄蜡一两，再熬之为度。

【注释】

[1]白檀：为山矾科植物白檀的根、叶、花或种子，味苦，性微寒，清热解毒，调气散结，祛风止痒。

【精解】面油摩风膏主治风邪袭肺，伤于皮毛所致的风疹、瘙痒等皮肤病。以麻黄、防风、羌活疏风散邪，升麻载药上行，当归身养血润肤，取"血行风自灭"之意，白及、白檀止痒消斑。诸药合用，共奏祛风消斑，养血润燥之功。

小儿门

【提要】本部分主要论述小儿疾患的治法、方药，包含小儿惊风、腹胀、食积、痞满、斑疹等。李东垣治疗惊风除重视镇肝外，还十分重视调理脾胃，强调辨明脾胃寒热虚实之别。对于腹胀、食积、痞满、疳积等小儿消化系统疾病，李东垣在消食、理气、利湿以清除邪气的基础上，还注意补益脾胃、升发脾胃之阳气以攻补兼施，扶助正气。对于小儿斑疹，李东垣强调治疗时机，在斑疹未发或稍发之时，予升麻汤之类托毒发斑，待斑疹已出稠密，重视清泄内热与发散伏火相结合。

治惊论

外物惊，宜钲心，以黄连安神丸；若气动所惊，宜寒水石安神丸。大忌防风丸。治风辛温之药，必杀人，何也？辛散浮温热者，火也，能令母实，助风之气盛，皆杀人也。因惊而泄青色，先钲肝以朱砂之类，勿用寒凉之气，大禁凉惊丸。风木旺必克脾胃，当先实其土，后泻其木。阎孝忠编集钱氏方，以益黄散补土，误矣。其药有丁香，辛热助火，火旺土愈虚矣；青橘皮泻肺金，丁香辛热，大泻肺与大肠。脾实当泻子，今脾胃虚，反更泻子而助火，重虚其土，杀人无疑矣。其风木旺证，右关脉洪大，掌中热，腹皮热，岂可以助火泻金？如寒水来乘脾土，其病呕吐腹痛，泻痢青白，益黄散圣药也。今立一方，先泻火补金，大补其土，是为神治之法。

【精解】本段主要论述李东垣治疗小儿惊风的相关理论，李东垣认为，惊风之病有外因、内因之分，对于为外物所惊者，医者应重视清心泻火、安养心神，代表方为黄连安神汤；对于体内气机紊乱者，医者应用辛寒之品泻气分之火，代表方为寒水石安神丸。在具体用药方面，东垣重视以朱砂之类镇肝，既反对过于辛温，也反对滥用寒凉。其次，东垣重视脾胃，强调"先实其土，后泻其木"，这也正符合"见肝治病，知肝传脾，当先实脾"的思想。

黄芪汤

黄芪二钱　人参一钱　炙甘草五分

上㕮咀，作一服，水一大盏，煎至半盏，去粗，食远服。加白芍药尤妙。

此三味皆甘温，能补元气；甘能泻火。《内经》云：热淫于内，以甘泻之，以酸收之。白芍药酸寒，寒能泻火，酸味能泻肝，而大补肺金，所补得金土之位，金旺火虚，风木何由而来克土，然后泻风之邪。

【精解】黄芪汤主治小儿惊证初起或缓解期，风木过旺乘土会引起脾虚，李东垣在《脾胃论》中有云"夫脾胃虚弱，必上焦之气不足"，脾虚易引起肺气不足，故方以黄芪、人参、炙甘草补益脾肺之气，白芍酸寒敛阴气，"酸味能泻肝而大补肺金"。本方立足金土以制木，乃治病者求其本也。

夫益黄散、理中丸、养神丸之类，皆治脾胃寒湿大盛，神品之药也，若得脾胃中伏热火，劳役不足之证，及服热药巴豆之类，胃虚而成慢惊之证，用之必伤人命。夫慢惊风者，皆由久泻，脾胃虚而生也，钱氏以羌活膏疗慢惊风误矣。脾虚者，由火邪乘其土位，故曰从后来者为虚邪。火旺能实其木，木旺故来克土，当于心经中以甘温补土之源，更于脾土中泻火以甘寒，更于脾土中补金以酸凉，致脾土中金旺火衰，风木自虚矣。损食多进药愈，前药是也。

益黄散

治胃中风热。

黄芪二钱　陈皮去白　人参以上各一钱　芍药七分　生甘草　熟甘草以上各五分

172

黄连少许

上为细末，每服二钱，水一盏，煎至五分，食前服。

【精解】益黄散主治脾胃气虚，心火乘土所致的慢惊风，方以黄芪、人参甘温益气以补脾土，陈皮燥湿理气，黄连清心火，生甘草、炙甘草益气和中，芍药酸寒养肝阴，则肝风自止。全方在健脾益气基础上，清心泻火，养肝息风，邪去则脾土自旺。

升阳益血汤

二月间，有一小儿，未满一百日，病腹胀，二日大便一度，瘦弱，身黄色。宜升阳气，滋血益血补血，利大便。

蝎梢二分　神曲末　升麻以上各三分　当归　厚朴以上一钱　桃仁十个

上都作一服，水一大盏，煎至半盏，去粗，食远热服。

【精解】升阳益血汤主治脾胃虚弱，血虚便秘而出现的腹胀、身瘦面黄。方以当归、桃仁养血和血，润燥通便，配合蝎梢以解肠中之风燥，厚朴下气除满，神曲消食积以缓解腹胀，升麻升提清阳以助脾胃之气生发。全方降中寓升，旨在恢复中焦气机，则腹胀自除。

厚肠丸

治小儿失乳，以食饲之，未有食肠，不能克化，或生腹胀，四肢瘦弱，或痢色无常。

厚朴　青皮以上各二分　橘红　半夏　苍术　人参以上各三分　枳实　麦蘖面　神曲末以上各五分

上为极细末，水煮面糊为丸，如麻子大，每服二十九，温水送下，食前，忌饱食。

【精解】厚肠丸主治饮食积滞不运，湿浊内生所致的腹胀、腹泻、四肢消瘦诸症。方以麦蘖面、神曲消食导滞，陈皮、半夏、苍术健脾燥湿，厚朴、青皮、枳实行气除胀，人参益气健脾以扶正。全方健脾消食，行气燥湿，则湿浊、食积得化，脾胃功能得以恢复。

补阳汤

时初冬，一小儿二岁，大寒证，明堂[1]青脉，额上青黑，脑后青络高起，舌上白滑。喉鸣而喘，大便微青，耳尖冷，目中常常泪下，仍多眵，胸中不利，卧而多惊，无搐则寒。

黄柏　橘皮　葛根　连翘　蝎梢　炙甘草以上各一分　升麻　黄芪　柴胡以上各二分　当归身　麻黄以上各三分　吴茱萸　生地黄　地龙以上各五分

上㕮咀，都作一服，水一大盏半，煎至六分，去疽，乳食后热服。服药之后，添喜笑，精神出，气和顺，乳食旺。

【注释】

[1] 明堂：指鼻部。

【精解】补阳汤主治小儿感受寒邪，阳气极虚之证。方以麻黄驱散风寒湿邪，吴茱萸温中散寒，陈皮燥湿理气以助脾运，黄芪、炙甘草益气健脾，升麻、柴胡、葛根升提清阳，可助行春夏之令，蝎梢、地龙祛风通络，配合甘温之当归以散寒滞，黄柏、生地滋肾养阴，乃阴中求阳之意，连翘清热以解郁遏之内热。全方将温阳散寒与益气升阳、祛风通络之品联用，补而不滞，更好发挥补阳作用。

大芜荑汤（一名栀子茯苓汤）

治黄疸土色，为热为湿，当小便不利；今反利，知黄色为燥，胃经中大热。发黄脱落，知膀胱与肾俱受土邪，乃大湿热之证。鼻下断作疮者，土逆行，荣气伏火也。能乳者，胃中有热也，寒则食不入。喜食土者，胃不足也。面黑色者，为寒为痹。大便青寒；褐色，血黑色，热畜血中；间黄色，肠中有热。治法当滋荣润燥，除寒热，致津液。

防风　黄连以上各一分　黄柏　炙甘草　麻黄不去根节　羌活以上各二分　山栀子仁　柴胡　茯苓以上各三分　当归四分　大芜荑　白术以上各五分

上剉如麻豆大，都作一服，用水一大盏半，煎至六分，去粗，食前稍热服。

【精解】大芜荑汤主治湿热蕴结于内所致的小儿疳积，方以芜荑杀虫消积，白术益气健脾，炙甘草、当归益气养血，防风、羌活、麻黄散太阳膀胱经之邪，黄柏、黄连苦寒燥湿，清中下二焦之湿热，山栀子清利三焦之湿热，茯苓淡渗利湿，柴胡升提清阳。全方攻补兼施，祛邪而不伤正。

塌气退黄汤（一名茯苓渗湿汤）

治小儿面色萎黄，腹膜胀，食不能下。

白术　柴胡以上各半分　升麻一分　桂枝　麻黄　吴茱萸　厚朴　羌活　草豆蔻　神曲末　苍术　泽泻　白茯苓　猪苓　黄柏　橘红以上各二分　青皮　黄连以上各五分　杏仁二个

上都作一服，水二大盏，煎至一盏，去粗，食前温服。

【精解】塌气退黄汤主治外感风寒，内伤食积所致的腹胀、纳差等症。方以麻黄、桂枝、羌活解表散寒，杏仁宣肺平喘，神曲消食化滞，白术、泽泻、猪苓、茯苓淡渗利湿，使湿邪从小便而解，草豆蔻、苍术、橘红健脾化湿，青皮、厚朴理气除胀，黄连、黄柏清热利湿以除食积所致之内热，升麻、柴胡升提清阳，吴茱萸温中止呕。诸药合用，外散风寒湿邪，内消食积，行气除胀，则小儿面黄腹胀诸症自除。

中满分消丸

枳实　黄连去须　厚朴以上各五分　生姜　姜黄　猪苓以上各一钱　橘皮　甘草　白术以上各一钱五分　砂仁　泽泻　茯苓以上各三钱　半夏四钱　黄芩一两二钱

上为细末，汤浸炊饼为丸，如黍米大，每服三五十丸，温水下。

【精解】中满分消丸主治脾虚水湿内停所致的中满腹胀等症。方以白术、甘草益气健脾，茯苓、泽泻、猪苓淡渗利湿，半夏、生姜温中燥湿，配合黄芩、黄连辛开苦降以除痞满，枳实、厚朴、姜黄、砂仁、陈皮化湿行气。全方健脾燥湿、下气利水，以达分消水湿之功。

消痞丸

黄连五钱　黄芩二钱　厚朴七分　姜黄五分　干生姜　人参以上各四分　甘草三分　枳实二分　橘皮一分

上为细末，汤浸炊饼为丸，如黍米大，每服三十丸，随乳下。

【精解】消痞丸主治湿热结聚中焦所致的痞满、腹痛诸症，方以黄芩、黄连清热燥湿，配合生姜辛开苦降以理气消痞，枳实、厚朴、橘皮燥湿行气，姜黄活血行气止痛，人参、甘草益气和中。全方攻中有补，寓健运脾胃于行气除痞、清热燥湿之中，则痞满、腹痛诸症自除。

癍疹论

夫癍疹始出之证，必先见面燥腮赤，目胞亦赤，呵欠烦闷，乍凉乍热，咳嗽嚏喷，足稍冷，多睡惊。并疮疹之证，或生脓胞，或生小红斑，或生瘾疹，此三等不同。何故俱显上证而后乃出？盖以上诸证，皆太阳寒水起于右肾之下，煎熬左肾，足太阳膀胱寒水，夹脊逆流，上头下额，逆手太阳丙火，不得传导，逆于面上，故显是证。盖壬癸寒水逆克丙丁热火故也。诸癍证皆从寒水逆流而作也，医者当知此理，乃敢用药。夫胞者，一名赤宫，一名丹田，一名命门，主男子藏精施化，妇人系胞有孕，俱为生化之源，非五行也，非水亦非火，此天地之异名也，象坤土之生万物也。夫人之始生也，血海始净，一日、二日，精胜其血，则为男子；三日、四日、五日，血脉已旺，精不胜血，则为女子。二物相搏，长生先身谓之神，又谓之精，道、释二门言之本来面目是也。其子在腹中，十月之间，随母呼吸，呼吸者，阳气也，而生动作，滋益精气神，饥则食母血，渴则饮母血，儿随日长，皮肉筋骨血脉，形气俱足，十月降生，口中尚有恶血，啼声一发，随吸而下，此恶血复归命门胞中，僻于一隅，伏而不发，直至因内伤乳食，湿热之气下流，合于肾中，二火交攻，致营气不从，逆于肉理[1]，恶血乃发。诸斑疹皆出于膀胱壬水，其疮后聚肉理，归于阳明。故三番癍始显之证，皆足太阳壬膀胱克丙小肠，其始出，皆见于面，终归于阳明肉理，热化为脓者也。二火炽甚，反胜寒水，遍身俱出，此皆从足太阳传变中来也。当外发寒邪，使令消散，内泻二火，不令交攻其中，令湿气上归，复其本位，可一二服立已，仍令小儿以后再无二番癍出之患，此《内经》之法，览者详之。

【注释】

[1] 肉理：肌肉的纹理。

【精解】本段主要论述斑疹的病因、病机及古人对于胚胎形成的看法。李东垣认为，斑疹的病因与外感寒邪、内伤饮食及伏于命门水火之恶血有关，故在治疗中强调外散寒邪，内泻二火，即内伤饮食所致之湿热及由先天而来、伏于命门之火毒。古人认为命门为先天之本、父精母血生化之源，精血相搏则神生，胚胎得母体血气之充养而"皮肉筋骨血脉形气俱足"，十月降生，其中吸收佛道的神先于形而生的思想，也体现了古人对于万物本源的一元论的认识。

消毒救苦散

治癍证悉具，消化便令不出，如已出希者，再不生癍。

防风　羌活　麻黄根　升麻　生地黄　连翘初出者减，出大者加　酒黄柏以上各五分　当归身　黄连以上各三分　川芎　藁本　柴胡　葛根　酒黄芩　生黄芩　苍术以上各二分　细辛　生甘草　白术　陈皮　苏木　红花以上各一分　吴茱萸半分

上剉如麻豆大，每服五钱，水二大盏，煎至一盏，去相，稍热，空心服。

夫斑疹出者，皆因内伤，必出癍，营气逆故也，大禁牵牛、巴豆食药，宜以半夏、枳、术、大黄、益智仁之类，去其青泻，止其吐。若耳尖冷，呵欠，睡中惊，嚏喷眼涩，知必出癍也。诸大脓泡、小水癍、瘾疹三色，皆荣气逆而寒覆其表，宜以四味升麻汤中加当归身、连翘，此定法也。

如肺成脓癍，先嗽喘，或气高而喘促，加人参而补元气。少加黄芩以

泻伏火。

如心出小红斑，必先见嗌干惊悸，身热，肌肉肿，脉弦洪，少加黄连。

如命门出瘾疹，必先骨疼身热，其疼痛不敢动摇，少加生地黄，又加黄柏。

诸斑疹皆为阴证，疮皆因内伤饮食，脾胃不足，荣气逆行，虽大热内炽，阴覆其外，治法如前。

辨小儿癍证

呵欠　嚏喷　睡中发惊或耳尖冷　眼涩　辨复食口热　或口醋气　奶瓣[1]不消　或腹中痛

如癍证少俱，其癍未发，乃与升麻汤三五钱，带热服之，待身表温和，斑疹已显，服药乃止。

如其身凉，其癍未出，辨得是癍证，无问服数，直候身表温和，及癍疮已显，然后乃止，只时时与桔梗汤，宽胸膈，利咽喉。

【注释】

[1] 奶瓣：宝宝大便中有白色颗粒或瓣状物。

【精解】消毒救苦散主治斑疹已出之证。方以防风、羌活、藁本、川芎外散寒邪以解郁遏之肌表，给斑毒以出路。升麻、柴胡、葛根助诸风药以透散邪气，麻黄根具有收敛之性，盖斑疹已出，麻黄根可防止升散太过以耗伤正气，连翘、黄芩、黄连、黄柏清热解毒，盖斑毒已发，火毒正旺，须以苦寒之剂清泻火热。白术、陈皮、苍术健脾祛湿以调理脾胃，"去其泄泻，止其吐"。稍加吴茱萸可温中，散滞气防止苦寒之品伤及中焦阳气。红花、当归、苏木活血化瘀以助消斑。该方后列举了不同类型斑疹的治法，从药物加减中可看出其吸收了张元素脏腑辨证理论的内容，将理论运用于斑疹的诊疗中，丰富和完善了小儿斑疹的辨治。

桔梗汤

如癍已出，只时时与之，快咽喉，宽利胸膈。

桔梗二钱　甘草一钱

上为粗末，每服三钱，水一大盏，煎至六分，去粗，大温，时时服之，不可计服数。

如见伤食证，又见癍证，先与不犯大黄、巴豆药，克化过，再与升麻汤。

如食重伤，前药不能过，再与犯大黄、巴豆药过。

如大便行，当即便与升麻汤服之，恐瘢子内陷，已后临时作，罪过。

【精解】桔梗汤主治斑疹已出，小儿咽喉不适之证。方以桔梗清利咽喉，甘草益气解毒。两药相合，共奏解毒利咽之功，该方药性平和，故方后曰"时时服之，不可计服数"。

【医案举隅】

风热咽痛案

许某某，女，35岁，工人。发热，咽喉疼痛3天。咽痛进食吞咽时更甚，咽部色红，扁桃体肿胀，表面有白色脓点，四肢酸痛，大便坚硬，苔薄黄，脉数。

［中医辨证］邪热客于少阴之脉，结于咽喉。

［治法］清热解毒、利咽止痛。

［处方］桔梗10g，生甘草3g，炒牛蒡子10g，薄荷3g，银花15g，山豆根10g，全瓜蒌15g。

服3天后发热已除，咽痛亦瘥，扁桃体肿胀及咽红皆减退，大便已通，苔薄白，脉微数。邪热已散，再拟解毒利咽、清润咽喉，方以桔梗10g，生甘草3g，生地10g，玄参10g，银花10g，麦冬10g，3剂而愈。

周爱玲. 刍议桔梗汤在喉科病中的临床运用［J］. 内蒙古中医药，2013，32（01）：44-45.

按语：本案为风热客于咽喉，郁而化火，上灼咽喉，治宜清热解毒、利咽止痛，以桔梗汤加味。方中桔梗入肺经，辛开苦泻，宣通肺气；生甘草清热解毒，利咽止痛，配伍精当，疗效尚佳。

如瘢子已出稠密身表热急与下项：

黍黏子汤

如瘢子已出稠密，身表热，急与此药服之，防后青干黑陷。

黍黏子炒香　当归身酒洗　炙甘草以上各一钱　柴胡　连翘　黄芪　黄芩以上各一钱五分　地骨皮二钱

上同为粗末，每服二钱，水一大盏，煎至六分，去粗，温服，腹空服药毕，且休与乳食。

【精解】黍黏子汤主治斑疹已发且分布稠密。方以牛蒡子、黄芩、地骨皮清泄肺热，连翘清热解毒，黄芪、当归、炙甘草身益气养血以扶正，以柴胡苦辛、微寒之品透散邪气，解除表热。全方内清肺热，外散表热，兼顾扶正。

麻黄柴胡升麻汤

治小儿寒郁而喘，喉鸣，腹中鸣，腹满，鼻流清涕，脉沉急而数。

麻黄　草豆蔻仁　益智仁以上各一钱五分　吴茱萸　厚朴以上各二分　当归梢　甘草　柴胡　生黄芩以上各一分　升麻　神曲　苏木以上各半分　全蝎二个　红花少许

上剉如麻豆大，分作二服，水一大盏，煎至七分，稍热食远服。忌风寒，微有汗则效。

【精解】麻黄柴胡升麻汤主治外感寒邪，内伤饮食所致的喘咳、腹满等症。方以麻黄开表散邪、宣肺平喘，柴胡、升麻、甘草益气升阳托毒以助发斑毒，防止毒气内陷，黄芩清郁闭之里热，神曲消食化滞，全蝎散风通络，益智仁、草豆蔻、吴茱萸温中化湿，厚朴下气除满，苏木、当归、红花活血化瘀以助消斑。诸药合用，共奏开表散邪、温中化湿、托毒消斑之功。

方名索引

（按笔画排序）

一画

一上散 …………… 148

二画

丁香茱萸汤 …………… 80
丁香胶艾汤 …………… 99
七圣丸 …………… 127
人参饮子 …………… 82
人参补气汤 …………… 109
人参益气汤 …………… 164
人参益胃汤 …………… 139

三画

三黄补血汤 …………… 84
三黄枳术丸 …………… 14
大芜荑汤 …………… 174
上二黄丸 …………… 32
上清汤 …………… 166
小黄丸 …………… 155
川芎肉桂汤 …………… 86
川芎散 …………… 67
广大重明汤 …………… 41
广茂溃坚丸 …………… 20

四画

天麻黄芪汤 …………… 168
木香人参生姜枳术丸 ……… 7

木香干姜枳术丸 …………… 7
太阳经嚏药 …………… 156
中满分消丸 …………… 18，175
中满分消汤 …………… 19
内托羌活汤 …………… 146
内托黄芪汤 …………… 147
水府丹 …………… 99
升阳去热和血汤 …………… 136
升阳汤 …………… 157
升阳举经汤 …………… 104
升阳除湿汤 …………… 94，138
升阳柴胡汤 …………… 54
升阳益血汤 …………… 173
升阳益胃汤 …………… 103
升阳调经汤 …………… 141
升麻托里汤 …………… 146
升麻补胃汤 …………135，139
升麻黄连丸 …………… 32
乌药汤 …………… 98
火郁汤 …………… 154
巴豆三棱丸 …………… 15

五画

正气汤 …………… 167
甘草石膏汤 …………… 36
甘露膏 …………… 37
术桂汤 …………… 167
龙泉散 …………… 143

龙胆饮子·····················57

龙胆泻肝汤··················129

归葵汤·······················49

四圣散·······················112

生津甘露汤··················36

生津甘露饮子···············37

失笑丸·······················22

白牙散·······················75

白术丸·······················15

白术汤·······················81

白术茯苓汤··················110

白术除湿汤··················169

白芷升麻汤··················147

白芷散·······················67

瓜蒂散·······················32

立效散·················77，112

半夏白术天麻汤···········71

半夏枳术丸··················31

半夏厚朴汤··················21

加味四君子汤···············169

加味滋肾丸··················55

圣愈汤·······················148

当归附子汤··················107

当归郁李仁汤···············128

当归润燥汤··················35

回阳丹·······················108

朱砂安神丸··················151

延胡丁香丸··················134

延胡苦楝汤··················108

全生活血汤··················106

交泰丸························6

安神丸·······················151

安神汤·······················71

导气汤·······················164

导气除燥汤··················124

防风饮子····················46

红花桃仁汤··················128

红豆散·······················162

六画

地龙散·······················89

芍药柏皮丸··················136

芎辛汤·······················39

百点膏·······················42

当归六黄汤··················160

当归龙胆汤··················52

当归龙胆散··················76

当归芍药汤··················100

当归补血汤··················152

七画

麦门冬饮子··················82

扶脾丸·······················7

苍术汤·······················90

苍术复煎散··················92

丽泽通气汤··················59

还睛紫金丹··················58

连翘散坚汤··················142

吴茱萸丸····················81

助阳汤·······················98

助阳和血汤··················46

吹云膏·······················46

彻清膏·······················67

坐药龙盐膏··················107

疗本滋肾丸··················55

辛润缓肌汤··················36

羌活汤 …………………… 70

羌活苍术汤 ……………… 92

羌活退翳丸 ……………… 51

羌活退翳汤 ……………… 58

羌活退翳膏 ……………… 44

羌活清空膏 ……………… 68

羌活散 …………………… 73

牢牙地黄散 ……………… 76

牢牙散 …………………… 77

诃子皮散 ………………… 135

补中汤 …………………… 165

补气升阳和中汤 ………… 114

补气汤 ……………… 69，152

补阳汤 ……………… 52，173

补肝汤 ……………… 81，133

补经固真汤 ……………… 111

补益肾肝丸 ……………… 155

八画

拈痛汤 …………………… 91

拨云汤 …………………… 47

肾疸汤 …………………… 124

明目细辛汤 ……………… 44

固真丸 …………………… 97

固真汤 …………………… 132

和中丸 …………………… 7

和中益胃汤 ……………… 137

和血益气汤 ……………… 35

净液汤 …………………… 145

泻血汤 …………………… 170

泻阴火丸 ………………… 53

泻荣汤 …………………… 163

治虫散 …………………… 75

刷牙药 …………………… 76

参术汤 …………………… 10

参归汤 …………………… 157

细辛散 ……………… 70，77

九画

草豆蔻丸 ………… 15，25

草豆蔻汤 ………………… 21

草豆蔻散 ………………… 74

茯苓汤 …………………… 137

枳术丸 …………………… 29

厚肠丸 …………………… 173

面油摩风膏 ……………… 171

选奇汤 …………………… 42

复明散 …………………… 45

保生救苦散 ……………… 148

胜阴丹 …………………… 108

独圣散 …………… 76，150

独活汤 …………………… 89

养神汤 …………………… 71

洗面药 …………………… 170

活血润燥丸 ……………… 120

活血通经汤 ……………… 162

神功丸 …………………… 79

神圣复气汤 ……………… 26

神效明目汤 ……………… 43

神效黄芪汤 ……………… 47

神验法 …………………… 80

退热汤 …………………… 168

退翳膏 …………………… 57

除湿补气汤 ……………… 157

除湿益气丸 ……………… 31

除湿散 …………………… 31

十画

秦艽白术丸……………… 126

秦艽当归汤……………… 128

秦艽防风汤……………… 127

秦艽苍术汤……………… 126

秦艽羌活汤……………… 128

热牙散…………………… 74

莹肌如玉散……………… 170

桂附汤…………………… 109

桔梗汤……………… 79，177

破血散疼汤……………… 89

破滞气汤………………… 21

柴胡丁香汤……………… 108

柴胡升麻汤……………… 154

柴胡连翘汤……………… 145

柴胡调经汤……………… 102

柴胡通经汤……………… 147

柴胡聪耳汤……………… 57

圆明内障升麻汤………… 48

圆明膏…………………… 55

健步丸…………………… 169

凉血地黄汤……………… 96

益阴肾气丸……………… 51

益胃散…………………… 11

益黄散…………………… 172

益智木律散……………… 75

益智和中丸……………… 11

益智和中汤……………… 136

酒煮当归丸……………… 96

消肿汤…………………… 146

消毒救苦散……………… 176

消积滞集香丸…………… 9

消痞丸……………… 22，175

消痞汤…………………… 23

润肠丸…………………… 118

润肠汤…………………… 121

润燥汤…………………… 118

宽中喜食无厌丸………… 6

调卫汤…………………… 158

调中益气汤……………… 3

调经补真汤……………… 107

通关丸…………………… 123

通幽汤…………………… 117

十一画

黄芩利膈丸……………… 155

黄芩黄连汤……………… 48

黄芪白术汤……………… 109

黄芪芍药汤……………… 85

黄芪当归人参汤………… 100

黄芪当归汤……………… 10

黄芪肉桂柴胡酒煎汤…… 150

黄芪汤………… 9，156，172

黄芪补胃汤……………… 138

黄连消痞丸……………… 23

救苦化坚汤……………… 143

救苦汤…………………… 49

救脉汤…………………… 84

麻黄白术汤……………… 119

麻黄苍术汤……………… 165

麻黄豆蔻丸……………… 27

麻黄茱萸汤……………… 156

麻黄复煎散……………… 90

麻黄桂枝升麻汤………… 115

麻黄桂枝汤……………… 85

麻黄柴胡升麻汤·············· 179

麻黄散·················· 74

清上泻火汤················ 69

清肺饮子················· 124

清空膏·················· 64

清胃散·················· 78

清魂汤·················· 133

清震汤·················· 131

清燥汤·················· 159

十二画

趁痛丸·················· 167

散肿溃坚汤················ 140

葛花解酲汤················ 28

葶苈丸·················· 24

椒粉散·················· 133

黍黏子汤··············145，178

御寒汤·················· 60

温卫汤·················· 54

温卫补血汤················ 111

温肾汤·················· 134

温肺汤·················· 60

温经除湿汤················ 113

缓筋汤·················· 90

十三画

塌气退黄汤················ 174

搐药麻黄散················ 55

槐花散·················· 137

解表升麻汤················ 168

十四画

碧天丸·················· 40

碧云散·················· 68

蔓荆子汤················· 48

槟榔丸·················· 8

十五画

增味四物汤················ 110

蝎梢散·················· 75

熟干地黄丸················ 51

十六画

橘皮枳术丸················ 31